KARINA SPIESS

Mit medizinischer Einordnung von

Ekaterina Spiess

SCHEISS-ANGST

Schonungslos ehrlich über
REIZDARM, PANIKATTACKEN und
KLO-SESSIONS

KARINA SPIESS

Mit medizinischer Einordnung von **Ekaterina Spiess**

SCHEISS-ANGST

Schonungslos ehrlich über
REIZDARM, PANIKATTACKEN und
KLO-SESSIONS

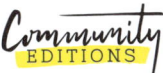

INHALT

INHALT

ES GEHT UM DIE WURST

WAS DICH IN DIESEM BUCH ERWARTET

Hey du! Ich bin Kiki, 25 Jahre alt, komme aus dem wunderschönen Hamburg und leide seit über zehn Jahren an einem Reizdarm sowie an Panikattacken. Viele Jahre lang habe ich mich für das alles extrem geschämt und mich nicht mehr vor die Tür getraut – zu groß war doch die Angst, ich würde mir in die Hose kacken. Freundschaften litten unter meinen Beschwerden und gingen teils deswegen auseinander, es erschien mir unmöglich, dass ich jemals eine richtige Beziehung führen können würde. Denn der Reizdarm und die daraus entstandene Angststörung bestimmten mein Leben und schränkten mich deutlich ein. Mein Leben als Jugendliche, in der Schule, an der Uni und mein jetziges Leben: Alles wurde und wird bestimmt durch starke Bauchkrämpfe, Durchfälle, Blähungen und Panikattacken.

Viele Jahre lang ging ich davon aus, ich wäre allein mit meinen Ängsten und Darmbeschwerden, weil einfach niemand in meinem Umfeld darüber sprach. Während meiner Jugend verbrachte ich viel Zeit auf Social Media, aber selbst dort sprach niemand über Darmbeschwerden oder Panikattacken. Ich fühlte mich allein, unverstanden und als würde ich übertreiben: „Stell dich nicht so an", „Alle haben doch irgendwann mal Bauchschmerzen", „Geh doch einfach aufs Klo" – das sind Sätze, die mein Selbstwertgefühl viele Jahre lang immer kleiner werden ließen.

Ich entwickelte eine Scheiß-Angst.

Zum einen habe ich nun Angst vorm Scheißen, denn ich fürchte, immer und überall Durchfall zu bekommen, zum anderen die riesig große Scheiß-Angst, die sich in Panikattacken äußert.

Jedoch durfte ich in den letzten Jahren herausfinden, dass ich mit alldem eben nicht allein bin. Der Schritt, über meine Krankheit öffentlich auf Instagram (@kikidoyouloveme) zu sprechen, zeigte mir, dass ich ganz und gar nicht allein mit meinen Beschwerden bin: Knapp 4 Prozent der deutschen Bevölkerung leiden an einem diagnostizierten Reizdarm. Das sind rund drei Millionen Menschen – allein in Deutschland! Die Dunkelziffer dürfte deutlich höher liegen.

Also nein, wir sind nicht allein mit unseren Beschwerden! Ich möchte daher in diesem Buch offen übers Kacken, Furzen, über Durchfall und Verstopfung sprechen, möchte Einblicke in mein Leben und meinen Alltag mit Reizdarm und einer Angststörung geben und zeigen, inwiefern diese Krankheiten auch einen Einfluss auf meine Beziehungen haben. Damit möchte ich Betroffenen das Gefühl vermitteln, dass sie mit alldem eben nicht allein sind.

Das mache ich aber nicht allein: Die Ärztin Ekaterina (Katja) Spiess, meine Schwägerin, wird uns im Verlauf dieses Buches immer wieder durch medizinische Einordnungen einen Einblick darin geben, was in unserem Körper und unserem Darm eigentlich alles passiert. Ich habe schon etliche medizinische Ratgeber, Bücher und Artikel zu diesen Themen gelesen, aber sie waren alle nicht sonderlich verständlich: Sätze mussten mehrere Male gelesen werden, aber dennoch verstand ich nicht, was die Autor*innen mir jeweils eigentlich sagen wollten. Katja hingegen klärte mich über die Jahre über vieles auf und fand dabei ganz einfache Worte und Metaphern, sodass ich endlich verstand, was in meinem Darm vor sich geht.

Mache dir Notizen, markiere Sätze – wir wollen, dass du aus diesem Buch einen Mehrwert ziehen kannst. Einen Mehrwert, der zum einen dein Wissen über diese Krankheiten vertieft und zum anderen dir das Gefühl gibt, dass du nicht allein bist, sondern es viele andere mit ähnlichen Problemen gibt. Außerdem wird es in dem Buch auch immer wieder Teile mit Platz zur Selbstreflexion geben. Nimm dir dafür gern ein paar Minuten Zeit, gehe in dich und schreibe deine Gefühle und Gedanken auf.

Bist du nun bereit für eine Reise in mein Leben mit vielen Höhen und Tiefen, vielen Tränen der Hoffnung und Trauer, vielen Kack-Storys und sehr persönlichen Einblicken sowie einer ganzen Menge (Scheiß-)Angst?

ES GEHT UM DIE WURST

KAPITEL 1

DER ANFANG

———

VOR DEM REIZDARM

Mein fünfzehnjähriges Ich – ein aufgeschlossenes, selbstbewusstes Mädchen, das wahnsinnig gern unter vielen Menschen ist, gern neue Erfahrungen sammelt, neue Menschen kennenlernt und möglichst wenig Zeit zu Hause verbringen möchte. Es kommt aus einem behüteten Umfeld, hat sowohl zu seinen Eltern als auch zum Bruder eine gute Beziehung, ist gut in der Schule und geht ziemlich problemlos durchs Leben. Das Mädchen ist immer unterwegs, sucht bei einem Anflug von Langeweile sofort nach einer neuen Beschäftigung, am besten mit möglichst vielen Menschen. Sie will die Welt erkunden und hat einen Kopf voller Träume.

Den Kopf voller Träume habe ich nach wie vor, leider kann ich das von allem anderen nicht mehr behaupten.

Nun kannst du dir vielleicht vorstellen, wie die fünfzehnjährige Kiki mit Tatendrang und Enthusiasmus ihre Eltern von der Idee überzeugte, sie für ein Auslandsjahr nach Amerika zu lassen. Und sie machte das ohne Ängste, Bedenken oder ein mulmiges Bauchgefühl. Schließlich hatten ihre besten Freundinnen das auch gemacht und nur Positives davon berichtet!
Ich suchte also voller Vorfreude nach Organisationen, mit denen ich mir diesen Traum erfüllen konnte. Erstellte PowerPoint-Präsentationen mit Orten, an denen ich mir vorstellen könnte, ein Jahr in einer völlig fremden Familie zu leben, zur Schule zu gehen und neue Freund*innen fürs Leben zu finden. Ein alter Studienfreund meines Vaters, nennen wir ihn Manfred, lebte seit

vielen Jahren in Los Angeles und schlug vor, dass ich bei seiner Ex-Frau und seinem Sohn Joshua wohnen könnte. Ich hatte Manfred und Joshua bereits während eines Familienurlaubs kennengelernt, wo wir uns sofort gut verstanden hatten. *Los Angeles.* Als ich das hörte, blendete ich alles andere aus und warf die potenziellen anderen Ziele über Bord.

In meiner Vorstellung lebte ich demnächst in einer wundervollen Gastfamilie, fand schnell neue Freund*innen in der Highschool, verliebte mich in einen Footballspieler und verbrachte meine Freizeit am Strand.

! Spoiler: In einen Footballspieler habe ich mich tatsächlich verliebt.

Für mich stand fest: Kiki goes Los Angeles. Du kannst dir nicht vorstellen, wie sehr ich mich auf diese Zeit freute.

Drei Wochen vor meinem riesigen Abenteuer flog ich zur Familie meiner besten Freundin in die Türkei. Ganz allein, da sie und ihre Familie bereits seit zwei Wochen dort Urlaub machten, und über den Flug machte ich mir auch keine Gedanken, denn ich freute mich einfach auf eine intensive Zeit mit meiner besten Freundin, bevor ich sie ein Jahr lang nicht würde sehen können. Wir hatten eine wirklich enge Beziehung: Ich verbrachte teilweise ganze Ferienwochen bei ihr und wir durften auch während der Schulzeit unter der Woche beieinander übernachten. Wir waren unzertrennlich und ich war gespannt auf ihre Familie in der Türkei, die ich noch nicht kannte.

Leider fing ich mir einen Magen-Darm-Virus ein und verbrachte in dem Haus ihrer Großeltern ein paar Tage auf der Toilette und im Bett. Mir ging es schnell wieder besser, wir konnten also unseren Urlaub noch richtig genießen, bevor es wieder nach Hause ging und ich mich auf mein Auslandsjahr vorbereitete. Zu Hause plagten mich jedoch nach dem Urlaub immer wieder plötzliche Durchfälle, Bauchkrämpfe und Blähungen. Einmal waren die Schmerzen so schlimm, dass mich meine Mama auf der Toilette festhalten musste. Zum Glück bekamen wir noch vor meinem Abflug einen Termin beim Hausarzt. Wir hatten den Verdacht auf eine Laktoseintoleranz.

Schon als kleines Kind hatte ich immer wieder Darmbeschwerden im Skiurlaub gehabt. Wir verknüpften das mit der allmorgendlichen frischen Milch direkt vom hofeigenen Bauernhof. In diesem Urlaub hatte ich mir sogar mal mitten auf der Piste in die Hose gemacht. Meine Mutter tut mir bis heute bei dem Gedanken leid, dass sie meinen Schnee-Overall und mich in der Dusche sauber machen musste.

Auch in der achten Klasse, während eines Schüler*innenaustauschs mit einer Schule in Chicago, litt ich unter schlagartigen Durchfällen mit starken Schmerzen, wenn ich Mac 'n' Cheese, Burger oder Frozen Yogurt gegessen hatte. Und da das wirklich das Einzige war, was es bei meiner Gastfamilie zu essen gab, ernährte ich mich drei Wochen quasi nur davon. Obwohl das nicht ganz stimmt, Pop Tarts habe ich auch unzählige gegessen: kleine, süße Kekse mit einer noch süßeren Füllung, die man sich im Toaster warm macht. Zusammenfassend kann man sagen: Drei Wochen lang ernährte ich mich unfassbar ungesund, dabei schmeckte es nicht nur miserabel, sondern gefiel meinem Darm eindeutig auch nicht sonderlich gut.

Ich erinnere mich noch gut an einen sehr unangenehmen Moment: Wir hatten in der Highschool Schulstunden, in denen alle Schüler*innen einer Klasse in der Aula frei arbeiten konnten. Es gab eine in meinen Augen völlig unsinnige Regel, dass man nur mit einem „toilet pass", einem kleinen Zettel, den man sich um den Hals hängen musste, auf Toilette gehen durfte – immer nur eine Person. Wenn man ohne diesen „toilet pass" in den Schulgängen vom (auch noch bewaffneten) Security Guard entdeckt wurde, musste man zum Direktor, das wollte ich unbedingt vermeiden.

Meine Bauchkrämpfe fingen an und ich musste unglaublich dringend auf Toilette. Ich wurde immer nervöser, fing an zu zittern, die Schmerzen wurden immer schlimmer, aber ich blieb sitzen und betete innerlich, dass endlich der „toilet pass" frei werden würde. Als es dann endlich so weit war, versuchte ich möglichst unauffällig und normal die Aula zu verlassen, um dann durch die Gänge zur Toilette zu sprinten. Eins kann ich dir verraten: Das ging – wortwörtlich – fast in die Hose.

Auch zu diesem Zeitpunkt hatten wir bereits den Verdacht auf eine Laktoseintoleranz, ließen es aber nie offiziell abklären, da mein Leidensdruck zu Hause gering war und es mir nur in wenigen Situationen schlecht ging.

Kurz vor der Abreise wollte ich aber abklären, worauf ich gegebenenfalls während meines Auslandsjahrs verzichten sollte, um erneute Darmbeschwerden zu vermeiden. Ich machte eine Laktoseunverträglichkeitstest und siehe da:

Er war positiv. Wir freuten uns, dass wir nun ganz offiziell wussten, woher die Beschwerden kamen. Meine Mama kaufte mir Lactase-Tabletten, die ich nehmen sollte, sobald ich laktosehaltige Nahrungsmittel essen würde. Ich war also für mein Auslandsjahr bereit.

Obwohl ich das Arrangement mit dem Studienfreund meines Vaters angenommen hatte, lief alles über eine Organisation, die im Vorhinein auch zwei Vorbereitungsseminare anbot, bei denen man zwei Wochenenden mit zwanzig anderen Jugendlichen in einer Jugendherberge verbrachte und sich auf das wohl aufregendste Jahr des bisherigen Lebens vorbereitete. Mir fiel schnell auf, dass alle anderen bereits stetigen Kontakt zu ihren Gastfamilien oder wenigstens bereits geskypt oder telefoniert hatten. Ich wunderte mich ein wenig, dass meine Nachfragen bei meiner Gastfamilie nach einem Kennenlerngespräch immer wieder ignoriert worden waren, aber die Vorfreude überwog und so stand ich mit fünfzehn Jahren am Flughafen und verabschiedete mich von meinen Freund*innen und meiner Familie. Ein paar Tränchen später freute ich mich einfach auf das bevorstehende Abenteuer. Wenn ich jedoch gewusst hätte, wie dieses Abenteuer enden wird, wäre ich niemals in das Flugzeug gestiegen.

AUSLANDSJAHR
MIT HINDERNISSEN

WIE EIN JAHR IN AMERIKA ALLES VERÄNDERTE

Meine Organisation teilte die Austauschschüler*innen für die ersten drei Tage auf Gastfamilien auf, die nah beieinanderwohnten. Los Angeles ist riesig und wir hatten in den ersten Tagen gemeinsame Seminare, auch um uns untereinander besser kennenzulernen. Ich wurde mit einem anderen deutschen Austauschschüler, den ich bereits aus meinen Vorbereitungsseminaren in Deutschland kannte, einer Familie zugeteilt. Die Gastmutter Anna holte uns in einem großen Tesla ab. In mein Tagebuch schrieb ich: „Es hat sich angefühlt wie in einem Raumschiff!" Wir fuhren nach Santa Monica und bogen in eine unfassbar schöne Straße ein. Rechts und links standen Palmen, eine Villa größer als die andere, es sah aus wie in einem Hollywoodfilm. Und auf einmal fuhren wir in die Auffahrt einer dieser Villen. Ich komme aus einem kleinen Ort bei Hamburg – Vorstadtfeeling, viele kleine Einfamilienhäuser, bloß nicht zu viel Protz. Was sollten sonst schließlich die Nachbarn denken?! Hier aber tauchte ich für die nächsten drei Tage in eine andere Welt ein. Wir hatten eine Haushälterin, die uns morgens Frühstück zubereitete, ich hatte ein riesiges Zimmer mit eigenem Bad und verbrachte viel Zeit am hauseigenen riesigen Pool. Anna zeigte uns ein paar wunderschöne Spots in Santa Monica und wir aßen in teuren, edlen Restaurants. Als ich die Nummer 76 bestellte, schaute mich die Kellnerin an und flüsterte mir zu: „Honey, that's not the number, that's the price." Ich glaube, ich habe noch nie etwas so Teures gegessen.

An einem Nachmittag erkundete ich das Haus. Ich stand in einem riesigen Zimmer mit vielen Schallplatten an den Wänden und einer Vitrine voller verschiedener Trophäen. Ich dachte mir nichts weiter dabei, sondern war schlicht beeindruckt von diesem wunderschönen Haus.

Am nächsten Tag bot uns der Gastvater James an, mit ihm zur Arbeit zu kommen. Mich interessierte, was er beruflich machte, da wir das noch nie angesprochen hatten. Er verriet uns, er sei Komponist und wir könnten ihn ins Tonstudio begleiten. Nachdem wir durch das Security Gate gefahren waren, fragte ich mich: „Wo bin ich denn hier gelandet?" Ich kann dir sagen, wo ich gelandet war: bei James Newton Howard höchstpersönlich – dem Komponisten der Musik von The Hunger Games, Pretty Woman, King Kong, Peter Pan, Emily in Paris und und und. Zwei Nächte hatte ich im Haus dieses Mannes verbracht, der unzählige Auszeichnungen gewonnen hatte und für mehrere Oscars nominiert worden war. Ich aber hatte keine Ahnung gehabt, wer da gerade vor mir saß und mit welchen Menschen dieser Mann arbeitete und befreundet war.

Diese drei Tage waren unglaublich beeindruckend und ich wäre unfassbar gern dortgeblieben. Am Abend des dritten Tages trafen wir uns mit der Organisation und den anderen Austauschschüler*innen am Hermosa Beach, um endlich unsere eigentlichen Gastfamilien kennenzulernen. Wir waren alle furchtbar aufgeregt.

Ich erinnere mich gut daran, wie alle ihre jeweilige Gastfamilie begrüßten, sich mit ihnen unterhielten, um dann gemeinsam zum neuen Zuhause zu fahren. Bei mir war das anders: Manfred, der Studienfreund meines Vaters, holte mich einige Stunden zu spät ab und erklärte mir, dass seine Ex-Frau noch nicht bereit sei, mich zu empfangen, und ich daher die ersten drei Wochen bei ihm wohnen würde. Er wohnte direkt in Santa Monica, auf einem großen Grundstück mit vielen kleinen Häusern, eins davon bewohnte er mit drei anderen Männern und einem sechzehnjährigen Pflegejungen. Mein Bett stand auf einem Dachboden ohne Zimmertür, dafür aber mit Ameisen als Mitschläfer. Auch das Bad, das ich mir drei Wochen lang mit vier fremden Männern teilen musste, war nicht abschließbar. Außerdem waren die Fensterscheiben hinter der Dusche kaputt und man konnte durch einige Stellen hindurchschauen. Ich fühlte mich unwohl. Es war das erste Mal in meinem Leben, das ich mich nicht sicher fühlte.

Eines Nachts hörte ich Schritte oben auf dem Dach, als würde jemand über das Dach rennen. Hin und her. Wie in einer Schockstarre blieb ich im Bett liegen, als ich begriff, dass ich selbst die Fenster zum Dachboden nicht von innen verschließen konnte – die Person auf dem Dach könnte also einfach in mein Zimmer kommen. Irgendwann war der Spuk zwar vorbei, aber in diesen Minuten dachte ich wirklich, dass ich jeden Moment überfallen werden würde. Schlafen konnte ich jedenfalls nicht mehr. Als ich am nächsten Morgen Manfred davon erzählte, erwiderte er lachend, dass dieser Mann in der Gegend schon bekannt sei und das häufiger vorkomme. Ich wollte mit niemandem darüber sprechen, wie unsicher ich mich dort fühlte; meinen Eltern sagte ich, dass alles gut sei, schließlich war es der Freund meines Vaters. Auch meinen Freund*innen gegenüber war ich unehrlich, denn ich wollte den Schein des „coolen LA-Austauschs" wahren. Von den anderen Austauschschüler*innen hörte ich nur Gutes und so behielt ich mein ungutes Bauchgefühl erst einmal für mich.

Ich hatte das große Glück, dass eine Bekannte des einen Mitbewohners ein Praktikum in LA machte und auch kurze Zeit in einem der kleinen Häuser wohnte. Lilith war in meinem Alter, wir freundeten uns schnell an und ich verbrachte die meiste Zeit bei ihr. Wir erkundeten zusammen Santa Monica, die Strände, Restaurants und die süßen Boutiquen, gingen zusammen in die Universal Studios, schauten Filme und kochten. Unsere Leibspeise: Lachs mit Avocado und Salat, dazu Wassermelone und eingefrorene Weintrauben. Mit ihr kam endlich das Gefühl auf, das ich mir monatelang vorgestellt hatte: Kalifornien, Sonne, Salzwasser, leckeres Essen und unfassbar nette Menschen. Ich gewöhnte mich daran, ohne Zimmertür zu schlafen, kaufte mir im Dollar Store gegenüber ein Mittel gegen Ameisen und nutzte im Haus meiner Freundin die Toilette und Dusche. Auch der nachts über Dächer springende Mann tauchte nicht wieder auf – zumindest bekam ich es nicht mit. Der Sommer neigte sich dem Ende zu, auch wenn man das in Los Angeles gar nicht wirklich spürt.

Es war endlich Zeit, meine richtige Gastfamilie kennenzulernen, schließlich ging in ein paar Tagen die Schule los. Ich erinnere mich gut, wie ich den Wohnkomplex betrat, in dem ich nun ein Jahr zu Hause sein sollte. Es gab einen Pool, ein Fitnessstudio und die Wohnungen sahen neu aus. Der Wohnkomplex war ca. dreißig Minuten Fußweg entfernt von meiner High School und fünfzehn Minuten Fußweg entfernt vom Strand. Es schien alles so perfekt!

Dann lernte ich endlich meine Gastmutter kennen. Sie empfing mich mit einem belgischen Akzent und den „herzlichen" Worten: „Hi Karina. Here you can find the broom (Besen) and the vacuum cleaner (Staubsauger). It would be nice if you cleaned the apartment." Sie zeigte mir mein Zimmer, in dem weder ein Bett noch ein Schrank stand.

Kate war mit ihrem Sohn Joshua vor Kurzem in die neue Wohnung eingezogen, weshalb es noch keine Möbel für mich gab. Es war also nichts vorbereitet und wir mussten erst einmal ein Bett für mich kaufen. Kates Empfang war nicht sonderlich herzlich und ich hatte in keinster Weise das Gefühl, dass sie sich auf mich gefreut hatte. So hatte ich mir das alles nicht vorgestellt. Meine Illusion einer Gastfamilie, die sich auf mich freute, mir die Kultur näherbrachte und gern Zeit mit mir verbrachte, zerplatzte schnell. Ich merkte, dass ich unerwünscht war, dass ich Kate zur Last fallen würde – auch finanziell.

Eigentlich war von der Organisation vorgeschrieben, dass Gastfamilien kein Geld von den Austauschschüler*innen erhielten, um zu vermeiden, dass sie des Geldes wegen fremde Jugendliche aufnahmen. Bereits am ersten Tag aber meinte Kate zu mir, dass ich monatlich für Essen, Strom und Wasser aufkommen müsste. Auch zur Schule müsste ich selbst laufen. Es gab keinen Bus, aber ich hatte auch kein Fahrrad oder etwas Ähnliches. Sie stellte von Anfang an klare Regeln auf: kein Kontakt zu Jungs, ich müsste mir eine Nachmittagsbeschäftigung suchen, damit ich nicht zu viel allein zu Hause sein würde, müsste gute Noten haben (auch wenn ihr das komplett egal sein könnte) und dürfe nicht zu spät nach Hause kommen.

Außerdem schrieb sie mir vor, ich solle mich sportlich betätigen. Sie sagte mir immer wieder, dass ich Sport machen müsste, damit ich fitter und durchtrainierter aussähe und eine Beschäftigung hätte. Ich war zu dem Zeitpunkt jedoch sehr dünn, fühlte mich nicht wirklich wohl in meinem Körper und diese Worte gaben mir ein ungutes Gefühl. Ich versuchte, mich mit der Situation zu arrangieren, fokussierte mich auf die schönen Aspekte: Ich ging jeden Tag an den Strand, verbrachte viel Zeit am Pool und lernte Joshua, der ein Jahr jünger war als ich, besser kennen. Wir verstanden uns sehr gut. Nach ein paar Tagen in meinem neuen Zuhause waren die Sommerferien vorbei und die Schule fing an. Eine richtige Highschool, wie man sie aus

Filmen kennt: mit eigenen Schließfächern, einer großen Mensa und sehr süßen Footballspielern. In Deutschland besuchte ich eine Schule mit ca. 950 Schüler*innen der Klassen fünf bis zwölf. Behütet und sicher. Meine neue Schule aber besuchten ca. 3200 Schüler*innen der Klassen neun bis zwölf. Du kannst dir vielleicht vorstellen, wie es sich anfühlt, als „Neue" mit so vielen pubertierenden Teenager*innen zusammengeworfen zu werden – die reine Überforderung. Alle wussten, wer ich war. Die neue deutsche Austauschschülerin mit den langen blonden Haaren.

Ich erinnere mich noch gut an die Blicke meiner Mitschüler*innen, an die Flirtversuche der achtzehnjährigen Seniors und die ganzen ständig gestellten Fragen. In jedem Unterrichtsfach sollte ich mich vorstellen, von Deutschland und meinem Leben dort berichten. Man könnte meinen, ein fünfzehnjähriges Mädchen würde diese Art der Aufmerksamkeit genießen. Mich aber überforderte und stresste es nur. Ich habe mich nicht mehr behütet gefühlt, jedes Mal, wenn ich an den Jungsgruppen vorbeigegangen bin, hoffte ich, dass sie mich nicht wieder ansprechen würden.

Mir war es immer leichtgefallen, neue Menschen kennenzulernen, was mir auch hier wieder zugutekam, und ich fand schnell Anschluss an eine Mädelsgruppe, in der ich mich sehr wohlfühlte. Ich verbrachte nach der Schule viel Zeit mit ihnen. Das tat gut, denn ich war einfach nur froh, wenn ich nicht zu Hause sein musste. Es dauerte nicht lang, bis ich mich ein wenig in einen Footballspieler, Cedric, verguckt hatte. Ein großer, unfassbar hübscher junger Mann. Ich hatte bis zu diesem Zeitpunkt noch nie einen festen Freund gehabt, geschweige denn im nüchternen Zustand einen Jungen so richtig geküsst. Wir haben sehr viel Zeit miteinander verbracht und lernten uns besser kennen. Jeden Freitag ging ich zu seinen Footballspielen, freute mich unfassbar, wenn er spielte und ich ihn anfeuern konnte. Danach kam er immer zu mir, umarmte mich vor gefühlt der ganzen Schule und ich war mir sicher: Das wird mein erster fester Freund. Diese Liebesromanze und Glücksgefühle hielten leider nur kurz an, denn Cedric fiel auf, dass er auch Gefühle für meine beste Freundin hatte. Und zufälligerweise fühlte sie das Gleiche. So musste ich meinen ersten kleinen Heartbreak erleiden. Ich kam zum Glück relativ schnell über ihn hinweg, suchte mir neue Freundinnen und kam immer mehr in der Schule an.

Zu Hause allerdings wurde es nur noch schlimmer: Nach dem plötzlichen Tod von Kates Mutter wurde sie immer und immer verletzender. Sie redete mich schlecht, drohte mir und unterstellte mir Sachen. Sie sagte mir regelmäßig, dass ich nicht hätte herkommen sollen, dass ich anstrengend sei und ihr zur Last fallen würde. Sie war wütend, laut und angsteinflößend. An Thanksgiving eskalierte die Situation. Sie wollte unbedingt, dass wir gemeinsam an dem sogenannten Turkey Trot teilnahmen. Einer Veranstaltung, bei der man einen Tag vor Thanksgiving viele Kilometer zu Fuß geht. Joshua und ich hatten keine Lust darauf. Sie akzeptierte, dass er aufgrund einer Fußverletzung nicht mitkommen würde, wurde bei mir aber immer energischer. Wir stritten uns und sie wurde immer lauter. Diese Art der Kommunikation kannte ich von meiner Familie nicht, denn wir brüllten uns nie an. Meine Eltern vermieden Konflikte lieber, als diese auszudiskutieren, und so kannte ich diesen Umgang einfach nicht.

Ich war überfordert von der Situation und wusste nicht, wie man mit einer so wütenden erwachsenen Frau sprechen sollte. Irgendwann drohte sie mir, dass sie mich an den Haaren aus der Wohnung ziehen würde, wenn ich nicht an dem Turkey Trot teilnehmen würde. Ich schloss mich in meinem Zimmer ein, sie hämmerte gegen die Tür und schrie mich an. Dann hämmerte sie auch gegen Joshuas Tür. Ich rief Manfred an, sodass er Joshua und mich abholte. Lieber schlief ich auf einem Dachboden – wenn auch ohne Türen und wirkliche Fenster, dafür mit Ameisen und vier fremden Männern in einem Haus – als in der Wohnung dieser Frau. An diesem Abend beschloss ich, dass ich schnellstmöglich von Kate weg wollte. Ich hatte Angst vor ihr.

Die Organisation, mit der ich das Auslandsjahr gemacht habe, hatte allen Austauschschüler*innen eine Betreuungsperson zugeteilt, mit der man sich ab und zu traf und die nach dem Rechten schauen sollte. Beim ersten Treffen hatte ich mein ungutes Bauchgefühl noch für mich behalten. Bei unserem zweiten Treffen, das glücklicherweise eine Woche nach der Eskalation an Thanksgiving stattfand, schüttete ich ihr dann mein Herz aus und erzählte, wie es wirklich bei meiner Gastmutter war. Sie sagte zur mir, dass sie sich sofort nach einer neuen Gastfamilie umschauen würde und ich sie jederzeit anrufen könnte, sollte erneut so etwas passieren. Ich glaube an Schicksal, denn zwei Tage später erhielt ich einen Anruf einer potenziellen neuen Gastfamilie. Sie wollten mich in einer Kirche beim Schmücken des Tannenbaums kennenlernen. Ich war aufgeregt, ich wollte einen guten Eindruck hinterlassen, damit ich möglichst schnell von Kate wegkam. Und was soll ich sagen: Es war Liebe auf den ersten Blick. Abby, die Tochter der Familie, empfing mich mit offenen Armen. Sie war ein Jahr älter als ich und wir haben uns sofort unfassbar gut verstanden. Ich lernte auch die Mutter und den Vater kennen. Kennst du das, wenn Menschen eine bestimmte Energie ausstrahlen und du sofort ein warmes, wohliges Gefühl im Herzen spürst? So ging es mir hier. Meine Gastschwester erzählte mir im Nachhinein, dass sie abends zu ihren Eltern gegangen sei und gesagt habe: „Can we keep her?"

So stand also fest, dass ich am nächsten Wochenende umziehen konnte. Es war eine riesige Überwindung, Kate mitzuteilen, dass ich die Familie wechseln würde. Ich schrieb mir zuvor Stichpunkte auf, denn ich wollte ihr so gern mitteilen, welche Gefühle sie in den letzten Monaten in mir ausgelöst hatte. Ich fing schnell an zu weinen. Sie blieb kühl und distanziert, sagte, ich sei schwach und dass ich es im Leben mit meiner sensiblen, verletzlichen Art nicht weit bringen würde. Und ja, ich musste mir irgendwann eingestehen, dass ich ein extrem sensibler Mensch bin – worauf ich heute stolz bin. Manchmal höre ich heute noch ihre raue, kühle Stimme, die mir in ihrem harschen Akzent sagt, dass ich nicht gut genug sei. Es ist der Wahnsinn, wenn man bedenkt, was für einen Einfluss diese Person auf mein Leben hatte. Ich denke, es liegt auch daran, dass ich in so einem verletzlichen Alter war, in dem ich wahnsinnig unsicher mit mir und meinem Körper war, in dem ich mich selbst finden musste, und noch nicht für mich einstehen konnte. Ich packte also meine vollbepackten Koffer und es fühlte sich gut an, als ich mich von dieser toxischen Person das letzte Mal verabschiedete.

Meine neue Gastfamilie, die Attigs, wohnten in einem großen Haus direkt am Strand. Ich bekam ein eigenes Zimmer mit einem großen Bett, einem Schreibtisch und einem richtigen Kleiderschrank – und einer Tür. Wir bauten innerhalb der ersten Woche eine extrem starke Bindung zueinander auf, unternommen vieles zusammen und aßen jeden Abend gemeinsam. Es fühlte sich ein wenig so an, als würde ich bei meiner eigenen Familie in Hamburg sitzen. Ich fühlte mich sicher, geborgen und wertgeschätzt. Vor allem meine Gastschwester Abby und ich verstanden uns auf Anhieb so gut und waren direkt auf einer Wellenlänge. Sie war wie die Schwester, die ich mir immer gewünscht hatte: Wir hatten denselben Humor, lachten unfassbar viel, schliefen in einem Bett und waren schnell unzertrennlich.

Meine Gastfamilie hatte eine Ranch, ungefähr drei Stunden außerhalb von Los Angeles. Alle zwei Wochen verbrachten wir dort die Wochenenden. Wir ritten auf den nicht sonderlich gut erzogenen Pferden aus (seitdem habe ich Angst zu reiten, denn diese Pferde hatten wirklich ihren eigenen Kopf), spielten mit den Welpen der Nachbarin, fuhren mit dem Quad durch die unfassbaren Landschaften und ich liebte jeden einzelnen Moment. Wir sprachen viel über die Erlebnisse, die ich in meiner vorigen Gastfamilie erlebt habe, ich erhielt Zuspruch, und vor allem meine Gastmutter baute nach und nach mein Selbstbewusstsein wieder auf.

Wir flogen an Weihnachten, drei Wochen nach meinem Umzug, nach Illinois, wo wir mit der Familie Weihnachten feierten. Die Großeltern hatten ein riesiges Grundstück mit eigenem Seezugang, Pool und einem großen Waldstück. Eines Abends gingen wir mit der gesamten Familie in einem superschicken Restaurant essen, und es fühlte sich ganz besonders an. Auf einmal spürte ich aber komische Schmerzen im Bauchbereich, wie Krämpfe. Und sie wurden immer und immer schlimmer, sodass ich es gerade noch auf die Toilette schaffte, wo ich dann auch die nächsten zwanzig Minuten verbrachte.

Zurück am Tisch gab ich vor lauter Scham vor, ich hätte mit einer Freundin telefoniert, der es nicht gut gehe. Nach ein paar Minuten fing jedoch alles wieder von vorn an und ich gab meiner Gastmutter nach weiteren zwanzig Minuten auf der Toilette Bescheid, sodass sie mich nach Hause fuhr. Wir gingen von einem Magen-Darm-Infekt aus, weil sich die Symptome über die nächsten Tagen hielten: Ich fühlte mich aber nicht krank, sondern hatte von jetzt auf gleich immer wieder starke Bauchkrämpfe und musste umgehend auf Toilette.

Nach einer Woche mit immer noch den gleichen Symptomen ging ich gemeinsam mit meiner Gastmutter zum Arzt. Mir wurden ein Allergietest und vorerst Schonkost empfohlen. Gesagt, getan. Der Allergietest ergab, dass ich viele Allergien hätte. So reagierte meine Haut auf Kartoffeln, Hühnchen,

Avocado, Hefe und und und. Ich weiß noch, dass wir uns über dieses Ergebnis wirklich freuten, denn ich dachte: „Perfekt, das erklärt meine Symptome. Ich streiche diese Lebensmittel von meinem Ernährungsplan und dann geht es mir wieder gut!"

Heute muss ich schmunzeln über diesen Gedanken, denn diese Art Hoffnung verfolgt mich bis heute: „Wenn ich diese Sache nicht mehr zu mir nehme, stattdessen diese Medikamente nehme, diese Art von Mediation- und Atemübung mache, sollten meine Symptome doch verschwinden."

! Spoiler: Das tun sie nicht.

KAPITEL 2

DIE DIAGNOSE

ENDLICH KLARHEIT?

Einige Wochen verflogen und meine Symptome wurden einfach nicht besser. Ich konnte nicht mehr zur Schule gehen, nahm stark ab und fühlte mich richtig schwach. Bauchkrämpfe und Durchfälle wurden zu einem Teil meines Alltags. Wir beschlossen, eine Spezialistin aufzusuchen, eine Gastroenterologin. Dort ließen wir weitere Tests durchführen. Verschiedenste Blut- und Stuhluntersuchungen, MRT, Röntgen und Atemtests. Alles negativ.

Mir fiel es nicht leicht, all diese Tests in einem fremden Land in einer fremden Sprache ohne meine Mama an meiner Seite durchzuführen – und das obwohl ich mittlerweile fließend Englisch sprach. Allerdings fühlt sich nicht nur im Deutschen die medizinische Sprache wie eine Fremdsprache an. Ich verstand vieles nicht, was mir gesagt und erklärt wurde. Meine Gastmutter war immer bei mir und versuchte, alles in einfacheren Worten auszudrücken. Sie war sehr bemüht, mir immer ein gutes, sicheres Gefühl zu geben – hielt meine Hand bei der Blutabnahme, erzählte mir Witze bei Röntgenuntersuchungen und begleitete mich bei jedem Schritt.

An einem Mittwochnachmittag teilte uns meine Ärztin mit, dass bei mir eine Magen-Darm-Spiegelung unter Narkose im Krankenhaus durchgeführt werden müsste. Sie erklärte uns den gesamten Prozess des Abführens, der Narkose und der Untersuchung. Im Arztzimmer konnte ich mich noch zusammenreißen, aber im Fahrstuhl brach es aus mir heraus. Ich weiß nicht, ob ich jemals wieder so stark geweint habe wie in diesem Fahrstuhl. Gefühlt schossen alle Emotionen der letzten Monate wie eine Welle aus mir heraus. Ich hatte noch nie so eine Angst wie in diesem Moment gespürt. Ich wollte nur nach Hause zu meiner Mama, mich in meinem Bett verkriechen und alles vergessen. Zu diesem Zeitpunkt wünschte ich, ich hätte niemals diese Reise angetreten. Der Gedanke, in einem fremden Land allein in ein Krankenhaus zu müssen und in Narkose versetzt zu werden, löste in mir eine ungeahnte und nie da gewesene Angst aus.

Wenn ich mich an diesen Moment zurückerinnere, bekomme ich Gänsehaut und verspüre das dringende Bedürfnis, mein jüngeres Ich zu umarmen und ihr zu sagen, dass alles gut werden würde.

Einen Tag vor der Magen-Darm-Spiegelung fing ich also an abzuführen. Ich musste einige Tabletten schlucken und ganz viel Wasser trinken. Es hat eine halbe Stunde gedauert, bis mein Bauch anfing zu blubbern und ich mich für die nächsten sechs Stunden auf der Toilette verbarrikadierte. All die, die schon mal abführen mussten, wissen, wovon ich spreche. Wasserfälle aus dem Arsch. Über Stunden. Man denkt, dass der Darm doch langsam mal entleert sein müsste, aber auf einmal platzt der nächste Wasserfall aus einem heraus. Es war ungewohnt, beim Durchfall nicht gekrümmt vor Schmerzen auf der Toilette zu hocken.

Mein Tipp an dieser Stelle an dich: Lege dir für diesen Fall eine gute Wundcreme zu, denn glaube mir, danach brennt einem das A***loch!

Am nächsten Morgen fuhren wir ins Krankenhaus. Gott sei Dank durfte meine Gastmutter aufgrund meiner sprachlichen Defizite die ganze Zeit bei mir sein. Ich lag auf einem Bett in einem Warteraum mit sechs anderen Personen, die auf ihre Untersuchung warteten. Ich hielt mein Kuscheltier im Arm, als ich etwas spürte, das ich zuvor noch nie gespürt hatte: Meine Hände und Füße wurden taub, mir wurde heiß und kalt gleichzeitig, mein ganzer Körper kribbelte, mein Mund fühlte sich trocken an. Ich spürte, wie sehr mein Herz raste, so doll wie nie zuvor. Ich bekam keine Luft. Ich weinte laut auf und schrie: „Ich sterbe!"

Zwei Ärzte kamen angerannt und untersuchten mich. Als ich mich etwas beruhigt hatte und wieder ansprechbar war, sagte mir der eine Arzt: „Dein

Körper denkt, du wärst in einer Gefahrensituation. Du bist der Hase und dich jagt ein Löwe. Dieser Löwe existiert aber gar nicht." Damals wusste ich nicht, dass ich meine erste Panikattacke durchlebt hatte. Ich bekam Beruhigungstabletten und schwebte auf einmal auf Wolke sieben. Alle Ängste waren verflogen, ich erzählte den Krankenpflegenden und Ärzt*innen Geschichten aus meiner Kindheit. Auf Deutsch. Aber das störte niemanden, mich am allerwenigsten. Alles fühlte sich warm und wohlig an, bis ich einschlief, um nach gefühlt zwei Minuten wieder aufzuwachen.

Die untersuchende Ärztin kam zu mir. Ich hoffte inständig auf eine Diagnose, damit ich endlich Klarheit hätte und wüsste, was in meinem Bauch vor sich geht. Im Gegensatz dazu würden viele sicherlich aufatmen, wenn es heißt, es sei nichts Auffälliges gefunden worden. Ich wollte aber unbedingt endlich eine Diagnose bekommen. Diese ständige Ungewissheit machte mich nach und nach verrückt. Ich hörte allzu oft: „Das könnte auch alles nur Kopfsache sein" – und glaubte das irgendwann selbst.

Leider wurde ich an diesem Tag erneut enttäuscht: Weder bei der Magen-Darm-Spiegelung noch bei den im Labor untersuchten Biopsien konnte etwas Auffälliges gefunden werden. Nichts wies Auffälligkeiten auf.

Wir beschlossen, dass es Zeit für mich war, nach Hause zu fliegen, ich brach also mein Auslandsjahr einen Monat früher ab. Meine Mutter holte mich aus Los Angeles ab, da meine Ärztin nicht verantworten konnte, dass ich in meinem gesundheitlichen Zustand allein einen Langstreckenflug bewältigen konnte. (Funfact: Unsere Krankenversicherung zahlte für die Flüge meiner Mutter nach Los Angeles und zurück.)

Wir verbrachten eine wunderschöne letzte Woche gemeinsam, meine Mama lernte meine Gastfamilie kennen und ich zeigte ihr meine liebsten Orte, die ich in diesem Jahr hatte erkunden dürfen. Und dann ging es zurück nach Hause. Niemand außer meiner Familie und meinen besten Freundinnen wusste von meiner verfrühten Abreise. Ich wollte es nicht erklären müssen, zu groß war das Schamgefühl davor, zu sagen, dass ich aufgrund meiner Darmbeschwerden nach Hause musste.

Ich hatte sehr lange den Schein auf Snapchat und Instagram gewahrt, dass es mir in Amerika gut gehe. Dass ich die Zeit meines Lebens hätte, viele neue Menschen kennenlernte und neue Erfahrungen sammelte. Vor meinem erweiterten Freundeskreis oder vor meinen Mitschüler*innen einzugestehen, dass es alles andere als schön war, fiel mir schwer. Es war schön, wieder zu Hause zu sein. Insgeheim hoffte ich auch irgendwie, dass sich meine Darmbeschwerden mit meinem Rückkehr in Luft auflösen würden. Dem war nicht so.

Ich traute mich nicht mehr vor die Tür. Ich verbrachte Tage in meinem dunklen Zimmer im Bett, ab und zu musste ich mit Bauchkrämpfen schnell auf die Toilette, dann ging es wieder zurück in mein Bett. Meine Eltern fühlten sich hilflos und ratlos. Sie organisierten mir einen stationären Krankenhausaufenthalt im Israelitischen Krankenhaus in Hamburg, in dem ich komplett auf den Kopf gestellt werden sollte. Es ist spezialisiert auf Erkrankungen der Verdauungsorgane und kann Tests durchführen, die Arztpraxen nicht leisten können.

Zu diesem Zeitpunkt ging es mir mental schon äußerst schlecht und ich wollte auf gar keinen Fall allein in ein Krankenhaus. Ich war so froh, endlich in meinem Safe Space zu Hause zu sein, endlich nicht mehr ohne meine Mama zu Ärzt*innen zu müssen. Und jetzt sollte ich ganz allein in ein Zimmer mit einer fremden Person in ein Krankenhaus, um ganz viele Tests machen zu lassen? Ich erinnere mich ungern an diesen Moment zurück und schäme mich sehr dafür, dass ich meine Mutter anbrüllte, sie beleidigte und ihr entgegenschrie, dass ich mich lieber umbringen würde, als in dieses Krankenhaus zu gehen. Rate mal, wer eine Woche später im Wartezimmer für die Aufnahme im Israelitischen Krankenhaus saß? Richtig. Ich. Das war ein wichtiger Schritt, denn es konnten bis dahin noch nicht alle Krankheiten ausgeschlossen werden.

Meine Zimmernachbarin hieß Julia und ich verstand mich sehr gut mit ihr. Sie hatte ebenfalls Probleme mit ihrem Darm. Dieser blähte sich seit Jahren urplötzlich auf, sodass sie von jetzt auf gleich aussah, als sei sie im neunten Monat schwanger mit Zwillingen. Endlich jemand, mit dem ich mich austauschen konnte.

Auch wenn wir unter komplett unterschiedlichen Symptomen litten, fühlte es sich so gut an, eine andere junge Frau mit Darmproblemen kennenzulernen. Wir erzählten uns Geschichten aus unserer Vergangenheit, bei denen uns unser Darm einen Strich durch die Rechnung gemacht hatte, tauschten uns über Vorurteile anderer Personen aus und ich fühlte mich äußerst verbunden mit ihr.

In der kommenden Woche wurde mir fast täglich Blut abgenommen und es wurden viele Stuhluntersuchungen durchgeführt. Außerdem wurden ein umfangreicher Ultraschall meines Bauches und ein EKG gemacht. Ich durchlief erneut einen Laktose-, Fruktose- und Sorbit-Atemtest. Wir wussten bereits aus früheren Untersuchungen, dass ich unter einer Laktoseintoleranz litt. Außerdem ergaben die Atemtests, dass bei mir auch eine Sorbit-Unverträglichkeit vorlag – dabei ist die Aufnahme des Zuckeralkohols Sorbit im Dünndarm gestört, was bei Betroffenen zu Darmbeschwerden führt.

Es stellte sich im späteren Verlauf aber relativ schnell heraus, dass dies nicht allein die Ursachen für meine Beschwerden waren. Meine Krankenpflegerin teilte mir mit, dass ich ein MRT mit einem Kontrastmittel machen müsste. Das ist eine Flüssigkeit, die ich oral einnehmen musste und durch die man im MRT mögliche Unstimmigkeiten erkennen könnte. Ich litt schon immer unter einer leichten Klaustrophobie und bekam von meiner besten Freundin erzählt, dass sie auf das Kontrastmittel allergisch reagiert und das Krankenzimmer vollgekotzt hatte. Heute würde ich sagen, dass ich mir aufgrund meiner leicht hypochondrischen Züge einbildete, ebenfalls auf das Kontrastmittel zu reagieren. Denn siehe da: Meine Hände und Füße wurden taub, mir wurde heiß und kalt gleichzeitig, mein ganzer Körper kribbelte, mein Mund fühlte sich trocken an. Ich spürte, wie sehr mein Herz raste, so doll wie nie zuvor. Ich bekam keine Luft. Ich weinte laut auf und schrie: „Ich sterbe!" Drei Ärzte kamen angerast und gaben mir dann ein Antiallergikum. Meine Mutter betrat genau in diesem Moment das Krankenzimmer, setzte sich zu mir und umarmte mich fest. Schnell wurden die Symptome immer weniger, mir ging es plötzlich wieder gut. Ich hatte die zweite Panikattacke meines Lebens durchlebt.

Nachdem ich mich wieder beruhigt hatte, stand allerdings immer noch die Herausforderung an, mich in dieser kleinen, engen Röhre untersuchen zu lassen. Meine Mama durfte mit in den Raum und meinen Kopf streicheln. Ich konzentrierte mich auf die sanften Bewegungen ihrer Hände und die Anweisungen der Ärztin über die Kopfhörer. Ich atmete langsam ein, hielt die Luft an und atmete langsam wieder aus. Eng umschlungen in meiner Hand, mit dem Daumen griffbereit, hielt ich den Notknopf, damit ich im Notfall schnell draufdrücken konnte. Und dann hatte ich es auch schon geschafft.

Kurz vor der Entlassung hatte ich das Abschlussgespräch mit dem Chefarzt, der uns mitteilte, dass nichts Auffälliges hatte gefunden werden können. Es gäbe keine Hinweise auf eine chronisch entzündliche Darmerkrankung oder andere Krankheiten. Er sagte, dass die Ärzt*innen nichts mehr für mich tun könnten, dass soweit alle Tests durchgeführt worden seien, die der aktuelle Wissensstand hergäbe. Und dann hörte ich es zum ersten Mal: „Du hast möglicherweise aufgrund deiner akuten Gastroenteritis im letzten Sommer ein postinfektiöses Reizdarmsyndrom. Unsere Ernährungsberatung wird dir daher die FODMAP-Diät erklären, nach der du dich nun vier Wochen ernähren solltest." Außerdem wurde mir die Einnahme von Flohsamenschalen und Probiotika empfohlen.

Nachdem wir Bescheid wussten, welche Lebensmittel ich die nächsten vier Wochen (nicht) zu mir würde nehmen dürfen, gingen wir voller Tatendrang und Hoffnung nach Hause. Hoffnung. Ein Gefühl, das ich seit Monaten nicht mehr verspürt hatte. Aufgrund der ständigen negativen Tests hatte ich irgendwann schon nicht mehr an eine Diagnose geglaubt. Jetzt aber konnte ich endlich sagen, dass ich Beschwerden aufgrund eines Reizdarmsyndroms hatte. Es fühlte sich gut an, das zu betiteln, was mir seit einem Jahr mein Leben so erschwerte. Meine Mama bereitete nur noch Gerichte nach der FODMAP-Diät zu, anstatt meiner geliebten kohlensäurehaltigen Softgetränke trank ich nun Tee und kam nach und nach immer besser mit der Diät zurecht. Ich spürte leichte Verbesserungen meiner Symptome. Nachdem die vorgegebenen vier Wochen mit der Diät geschafft waren, führte ich langsam wieder Nahrungsmittel ein, aber schnell war ich wieder in meinem alten Trott: tägliche Durchfälle, Bauchkrämpfe, Blähungen und Schlappheit.

DIAGNOSE REIZDARM

WAS DRÜCKT, MUSS RAUS

Meine Mutter und ich besuchten weiterhin verschiedenste Ärzt*innen, Heilpraktiker*innen und Osteopath*innen. Ich verlor vermehrt das Vertrauen in diese „Expert*innen", denn niemand konnte mir helfen. Ich wurde nicht ernst genommen. Mir wurde gesagt, dass ich mir das alles nur einbilden würde, dass es nur am Stress liege, ich Flohsamenschalen zu mir nehmen solle, und in ein bis zwei Jahren sei das alles sicherlich wieder weg. Ich sollte mein Leben weiterleben, statt mich von den Darmbeschwerden leiten zu lassen, mich zurückzuziehen und aufgrund dessen Aktivitäten zu vermeiden. Leichter gesagt als getan. Einer Person mit einem Magen-Darm-Infekt, die unter Durchfällen und Schmerzen leidet, sagt man doch auch nicht: „Leb deinen Alltag einfach weiter, geh zur Arbeit und dann wird das alles wieder."

Natürlich entsprach das auch alles meiner Wunschvorstellung, aber rückblickend erbosen mich diese Aussagen! Wie kann man einem sechzehnjährigen Mädchen so sehr das Gefühl geben, dass SIE an alldem Schuld sei? Dass sie sich nicht schämen, sondern ihr Leben weiterleben solle? Dass jede Person mal unter Darmbeschwerden leide und man einfach auf Toilette gehen solle? Das ging sogar so weit, dass mir eine Ärztin die Krankschreibung verweigerte.

Diese Erwartungshaltung anderer Personen, ja sogar von Ärzt*innen an mich, einfach mit täglichem Durchfall und Bauchkrämpfen ganz entspannt mein Leben fortzuführen, löste in mir so einen Druck aus. Zu diesem Zeitpunkt kannte ich niemanden mit ähnlichen Beschwerden, ich dachte häufig, ich sei allein damit und dass Menschen, denen es ähnlich ginge wie mir, ihr Leben ganz normal fortführten. Jedes Mal, wenn ich es nicht schaffte, mein Leben „normal" zu leben, machte ich mich innerlich dafür fertig. Ich fühlte mich missverstanden, alleingelassen und bekam immer wieder das Gefühl, dass ich mich nur anstelle und nicht genug für eine Veränderung meiner Situation geben würde.

Das größte Problem – von den täglichen Beschwerden mal abgesehen – war das immer größer werdende Schamgefühl. Dadurch, dass ich mich nicht mit anderen jungen Mädchen in meinem Alter und in meiner Situation austauschen konnte, fühlte ich mich komplett allein. Ich zog mich zurück, verbrachte viele Stunden in meinem Bett und schaute Serien. Meine Freundinnen gingen feiern, auf Festivals, in Restaurants und Bars, hatten ihre ersten festen Beziehungen oder Liebschaften. Ich beneidete ihre Leben, wollte auch unbeschwert Dinge unternehmen, auf die ich Lust hatte – mit Menschen, die ich lieb hatte. Aber es ging einfach nicht. An Dating war in meiner Situation und Seelenlage nicht zu denken, ich konnte nicht einmal offen vor Freundinnen über das Thema sprechen. Wie sollte ich das erst mit einem Jungen schaffen? Ich war unsicher, das Gegenteil von selbstbewusst, schämte mich für mich und meinen Körper, hatte das Gefühl, meine Jugend würde an mir vorbeiziehen, ohne dass ich auch nur einen Augenblick genießen konnte.

Ich hatte mich beim Antritt meines Auslandsjahres dafür entschieden, die Oberstufe eine Stufe unter meiner vorigen zu beginnen – ich übersprang also die elfte Klasse nicht, sondern schloss mich dem Jahrgang unter mir an. Zudem hatte ich aufgrund meiner frühen Rückkehr noch zwei Monate schulfrei, hatte also die Möglichkeit, mich zurückzuziehen. Ich musste für die Schule nicht früh aufstehen und hatte keinerlei Verpflichtungen. Ich weiß noch, dass ich selbst gar nicht wahrnahm, wie viel Zeit ich zu Hause verbrachte. Erst mit Schulbeginn, mit dem ich täglich eine Aufgabe hatte, merkte ich wieder, wie stark mich meine Krankheit eigentlich einschränkte: 356 Fehlstunden in einem halben Jahr. Es fiel mir schwer, zur Schule zu gehen und von so vielen neuen Menschen umgeben zu sein. Meine Mutter und ich kommunizierten der Schulleitung und meinen Lehrer*innen meine Probleme von Anfang an offen. Ich nahm die Lehrer*innen nach den ersten Schulstunden beiseite und erzählte ihnen von meiner Krankheit. Ich glaube, das war das erste Mal, dass ich mit fremden Menschen so offen darüber sprach. Ich musste jedes Mal weinen, weil es mir so unangenehm war. Es reagierten aber wirklich alle Lehrer*innen sehr gut auf mich und meine Situation. Sie stellten keine blöden Fragen darüber, weshalb ich das dritte Mal in Folge während einer Stunde auf Toilette musste, sondern akzeptierten es, wenn ich einfach so den Unterricht verließ, um nach Hause zu gehen.

Gerade während der ersten Schulwochen war ich nur dort, daher teilten mir meine Eltern mit, dass sie sich große Sorgen um mich machten und gern wollten, dass ich eine Psychotherapie beginnen würde. Es stand im Raum, dass ich in eine Klinik eingewiesen werden sollte. Mit anderen Jugendlichen in meinem Alter müsste ich mir ein Zimmer und Badezimmer teilen. Wir haben uns zwei verschiedene Kliniken angeschaut, aber keine Zelle meines Körpers wollte dorthin, daher entschieden wir uns erst mal für eine ambulante Therapie.

Einmal die Woche fuhr ich mit dem Bus zur Therapie und erzählte von meinen Ängsten und Sorgen. Rückblickend war ich zu dem Zeitpunkt noch nicht reflektiert und offen genug, dass mir diese Art von Therapie wirklich langfristig geholfen hätte. Ich konnte die Übungen und Techniken aus der Therapie noch nicht in einer akuten Angstphase einsetzen. Die Bindung zu meiner Therapeutin war nicht eng und ich machte die Therapie eigentlich nur, um nicht in eine Klinik gehen zu müssen. Meine Traumata aus meinem Auslandsjahr konnte ich dort nicht wirklich aufarbeiten, aber mit der Zeit schaffte ich es immer häufiger, zur Schule zu gehen – vielleicht weil ich so eine Angst davor hatte, in eine Klinik gehen zu müssen.

Ich ging in jeder Unterrichtsstunde auf Toilette und erklärte meinen Mitschüler*innen, ich hätte einfach eine schwache Blase. Ich suchte mir die ruhigste Toilette aus, bei der ich wusste, dass dort selten jemand hinging. Ganz hinten und weit weg von der Mensa, der Pausenhalle und der Aula. Ich hatte das Gefühl, dass mein Körper nach und nach immer mehr in eine Routine kam, die mir sehr guttat. Hier und da gab es immer wieder Ausbrüche, in denen ich schnell auf Toilette rennen musste, aber ich traute mich nun, in der Schule zu bleiben, statt, wie zuvor, schnell nach Hause zu fliehen, sobald mein Darm irgendwelche Regungen zeigte. Mit der Zeit entwickelten sich auch engere Freundschaften und diesen Freund*innen gegenüber war ich immer ehrlich, was meine Beschwerden betraf. Sie waren verständnisvoll und unterstützen mich, soweit es möglich war. Im letzten Halbjahr hatte ich nur noch 24 Fehlstunden – von 356 auf 24 Fehlstunden! Ich glaube, meine Eltern und ich waren darauf stolzer als auf meinen eigentlichen Schulabschluss.

Ich lernte, dass ich die Krankheit akzeptieren musste, weil sie nicht so schnell wieder verschwinden würde. Ich schämte mich nach wie vor sehr, konnte weiterhin nicht offen drüber sprechen. Ich probierte es immer mal wieder, feiern oder essen zu gehen, empfand dabei aber nur Stress, der Genuss blieb also aus. Meine Profilreise nach Wien sagte ich am Morgen des Abflugs ab. Ich traute mich einfach nicht, so weit weg von zu Hause eine Woche mit vollem Programm in einer fremden Umgebung mit vielen Menschen zu verbringen. Auch meine Abiturreise mit der ganzen Stufe sagte ich schweren Herzens ab. Immer wieder machte ich die Erfahrung, dass ich Treffen absagen musste, an Reisen nicht teilnehmen konnte und bestimmte Aktivitäten unmöglich erschienen.

Hey you!

Du bist nicht allein mit deinen Beschwerden.

DIAGNOSE REIZDARM

Disclaimer: Die von mir geschriebenen medizinischen Inhalte beinhalten lediglich allgemeine Informationen und Hinweise. Sie dienen nicht zur Selbstdiagnose, Selbstbehandlung und ersetzen nicht den Arztbesuch.

„Frau Spiess (Kiki), wir konnten in den von uns durchgeführten diagnostischen Untersuchungen keine Ursache für ihre Verdauungsbeschwerden finden. Deshalb gehen wir davon aus, dass Sie an einem Reizdarmsyndrom erkrankt sind."

Mit vergleichbaren Sätzen beginnt bei vielen Betroffenen ihre persönliche Reizdarmgeschichte und nach der ersten Erleichterung, dass es nichts „Lebensbedrohliches" ist, stellt sich schon bald die Frage: „Was genau hat es mit der Krankheit eigentlich auf sich?"

Beim Reizdarmsyndrom handelt es sich nicht um eine harmlose Befindlichkeitsstörung, die früher gerne mal in die Psychoecke geschoben wurde, sondern um eine ernstzunehmende Erkrankung, die mit starken Verdauungsbeschwerden wie Bauchschmerzen, Blähungen und Stuhlunregelmäßigkeiten einhergeht. Nach neuester Erkenntnis ist das Reizdarmsyndrom eine **organische Erkrankung**, die durch eine **Störung der Darm-Hirn-Achse** gekennzeichnet ist. Dabei konnten in Studien Veränderungen auf zellulärer und molekularer Ebene im Bereich des Darms, des Gehirns sowie auf ihren Verbindungen gefunden werden. Es besteht somit eine Störung im Informationsaustausch zwischen dem Gehirn und dem Darm sowie umgekehrt. Um es besser verbildlichen zu können, stelle dir vor, du telefonierst mit deiner Freundin. Damit ein Gespräch stattfinden kann, braucht ihr zwei Handys und ein gut funktionierendes Netzwerk. Sollte ihr Handy (das Gehirn), dein Handy (der Darm) oder das Netzwerk (Nerven und Botenstoffe, die Informationen überbringen) eine Störung aufweisen, kannst du ihr Gesagtes nicht mehr verstehen und es kommt zu Missverständnissen.

Ein gutes Beispiel für diese gestörte Kommunikation ist die sogenannte **viszerale Hypersensitivität**. Diese bezeichnet eine Überempfindlichkeit des Darms mit einer vermehrten Schmerzempfindung. Dabei sind die Nervenendigungen des Darms so sensibel, dass sie dem Gehirn bei den geringsten Reizen Impulse senden, die dort in ein Schmerzempfinden umgewandelt werden. Das bedeutet, dass die im Rahmen der normalen Verdauung entstehenden Gase bei Menschen mit Reizdarm bereits zu Völlegefühl und Bauchschmerzen führen können. Außerdem reagiert ihr Darm sehr sensitiv auf Hormonschwankungen, Stress und Medikamente.

Wieso es letztendlich zum Reizdarmsyndrom kommt, ist noch nicht ausreichend geklärt. **Genetik, Lebensstil** (z. B. Ernährung und Stressbelastung) sowie **Umweltfaktoren** (z. B. Infektionen und Antibiotikatherapien) spielen jedoch bei der Entstehung dieses Krankheitsbildes eine wichtige Rolle. Dabei zeigt Karinas Krankheitsgeschichte eindrücklich eine typische Aneinanderreihung von Ereignissen, die zur Entwicklung des Reizdarmsyndroms beitragen können. Eine positive Familienanamnese (Papa mit einem bereits ausgeheilten Reizdarm), eine vorausgegangene Infektion in der Türkei sowie eine daraufhin sehr stressige Lebensphase waren die Türöffner für dieses Krankheitsbild. In medizinischen Fachkreisen wird diese Form als postinfektiöses (nach einer Infektion auftretendes) Reizdarmsyndrom bezeichnet.

Interessant ist, dass sich ein Reizdarm sowohl mit Durchfall als auch mit Verstopfung zeigen kann. Es ist sogar möglich, dass beide Symptome auftreten und sich abwechseln. Da sich aber die Therapie und die Ursache der einzelnen Symptome unterscheiden, hat man Untergruppen für das Reizdarmsyndrom definiert. Daraus entstanden ist der sogenannte **Durchfalltyp (RDS-D)**, der **Verstopfungstyp (RDS-O)** und der **gemischte Typ (RDS-M)**. Bei Letzterem wechselt das Stuhlverhalten, sodass sowohl Verstopfung als auch Durchfälle auftreten.

Bei Karina zeigten sich die ersten Symptome in Form von Durchfällen (Diarrhoe), Bauchschmerzen und starken Blähungen.

DIE DIAGNOSE

Stuhlunregelmäßigkeiten mit Veränderungen der Häufigkeit, Farbe und Konsistenz, auch Schleimbeimengungen sind möglich.

Unspezifische Symptome wie Erschöpfung, körperliche Schwäche, Konzentrationsschwierigkeiten, Benebeltsein, starke Menstruationsbeschwerden, funktionelle Herzbeschwerden (z. B. das Gefühl von Herzrasen und Druckgefühl auf der Brust), Schlafstörungen

Psychische Symptome wie Angstgefühle und depressive Verstimmung

Körperliche Symptome wie Verstopfung, Völlegefühl und Aufstoßen; häufig bessern sich die Beschwerden nach dem Stuhlgang.

Das Reizdarmsyndrom gehört zu den funktionellen Magen-Darm-Er-krankungen. Damit meint man, dass der Darm zwar in seiner Funktion gestört ist, aber keine strukturellen Veränderungen wie z. B. Verengungen des Darms aufweist. So lassen sich mit routinemäßigen diagnostischen Mitteln wie einer Darmspiegelung keine krankhaften Veränderungen nachweisen. Erst durch spezifische und tiefgreifende Untersuchungen kann man auf Zell- und Molekülebene organische Veränderungen bei Reizdarmpatient*innen feststellen. Erschwerend kommt hinzu, dass diese sich bei Betroffenen unterscheiden. Es kann also sein, dass ein*e Reizdarmpatient*in eine Durchlässigkeit der Darmwand aufweist, bei anderen zeigen sich Veränderungen jedoch in der Signalverarbeitung in bestimmten Gehirnarealen.

DAS REIZDARMSYNDROM –
EINE HÄUFIGE FEHLDIAGNOSE

Viele Reizdarmpatient*innen bekommen schon beim Gedanken an weitere Besuche bei Ärzt*innen einen allergischen Ausschlag. Denn die meisten von ihnen haben bereits eine lange Odyssee hinter sich gebracht. Oft wurden ihre Beschwerden nicht ernst genommen, halbherzig behandelt oder man unterstellte ihnen, ein*e Simulant*in (Person, die Symptome vortäuscht) zu sein.

Im schlimmsten Fall wurde nicht einmal eine richtige Diagnostik durchgeführt und nur anhand der Beschwerden die Diagnose eines Reizdarmsyndroms (RDS) gestellt. Das ist grob fahrlässig, denn hinter den Symptomen eines Reizdarms können sich viele unterschiedliche Krankheitsbilder verstecken, die oft übersehen werden. Genau deshalb wird das Reizdarmsyndrom häufig fehldiagnostiziert. Vor allem bei der chronischen Diarrhoe lässt sich häufig eine identifizierbare und therapierbare Störung nachweisen. So kann es dazu kommen, dass Betroffene jahrelang keine adäquate, auf die Erkrankung abgestimmte Therapie erhalten und ihnen damit die Chance auf Heilung genommen wird.

Damit dir das nicht passiert, ist es empfehlenswert, sich über das Reizdarmsyndrom zu informieren und einen eigenen Wissensstand aufzubauen. Somit kannst du mit deinem Arzt oder deiner Ärztin auf Augenhöhe die nächsten Schritte bei der Diagnostik und der Therapie planen. Diese Form der Kommunikation wird in der Medizin als „shared decision making" bezeichnet. Optimalerweise sollten dabei fachspezifische Informationen von ärztlicher Seite kommen. Da die Realität aufgrund des häufigen Zeitmangels von Ärzt*innen aber anders aussieht, sehe ich die eigene Recherche wie z. B. über dieses Buch als unumgänglich. Trotzdem bleibt der Arzt oder die Ärztin Expert*in im medizinischen Bereich und du bist Expert*in deines Körpers – eine unschlagbare Kombi.

Kommen wir nun zu den harten Fakten: Zurzeit gibt es leider **kein spezifisches Diagnoseverfahren** wie z. B eine Ultraschalluntersuchung, die sicher ein Reizdarmsyndrom diagnostiziert. Aus diesem Grund haben Fachleute eine offizielle Leitlinie als Entscheidungsgrundlage entwickelt, die heute genutzt wird, um ein Reizdarmsyndrom zu diagnostizieren.

Ein Reizdarmsyndrom liegt laut Leitlinie vor, wenn folgende drei Kriterien erfüllt sind:

1. Darmbeschwerden, die häufig mit Stuhlgangveränderungen einhergehen und länger als drei Monate andauern.
2. Die Beschwerden sind so stark, dass die betroffene Person sich medizinische Hilfe sucht und/oder dass sie die Lebensqualität beeinträchtigen.
3. Erkrankungen mit einem ähnlichen Beschwerdebild konnten ausgeschlossen werden.

Die Kriterien 1 und 2 sind einfach nachzuvollziehen. Um Kriterium 3 eindeutig bewerten zu können, müssen aufwendige Untersuchungen in unterschiedlichen Fachdisziplinen erfolgen.

Merke: Das Reizdarmsyndrom ist eine Ausschlussdiagnose, deren komplexe Feststellung mehrere Monate andauern kann!

Falls du an für einen Reizdarm typischen Beschwerden leidest, empfehle ich dir, zunächst deine*n Hausärzt*in zu konsultieren. Diese*r kann deine Symptome einordnen, erste Untersuchungen durchführen und dich bei dem Verdacht auf ein Reizdarmsyndrom an eine gastroenterologische Praxis (Praxis für Magen-Darm-Erkrankungen) überweisen.

DIE DIAGNOSE

(Die Schritte dienen der groben Darstellung und können individuell abweichen, Vollständigkeit kann nicht garantiert werden).

1. ANAMNESE UND KÖRPERLICHE UNTERSUCHUNG

- Erhebung der Krankengeschichte und Klärung der wesentlichen Fragen zum Beschwerdebild. Sollten Alarmsymptome wie Blut im Stuhl, Fieber und/oder Gewichtsverlust vorliegen, wird die Verdachtsdiagnose Reizdarmsyndrom verlassen und es müssen schnellstmöglich andere weiterführende diagnostische Maßnahmen eingeleitet werden.
- Psychische Erkrankungen (z. B. Angststörungen und Depressionen) werden erfragt, da diese gehäuft bei Menschen mit Reizdarm vorliegen.
- Im Anschluss erfolgt eine körperliche Untersuchung. Dabei stehen vor allem das Abtasten des Bauches sowie die rektale (anale) Untersuchung im Vordergrund.

2. BASIS BLUTUNTERSUCHUNG

In der Routine-Blutuntersuchung möchte man vor allem drei Fragen klären: Liegt eine Blutarmut (Anämie) vor, gibt es im Blut Hinweise auf eine Entzündung und sind erhöhte Zöliakie-Antikörper nachweisbar?

- **Entzündungen** im Körper können im Blut durch Entzündungsmarker festgestellt werden, z. B. durch ein erhöhtes high sensitivity CRP oder erhöhte Anzahl der weißen Blutkörperchen (Leukozyten).

- **Eine Blutarmut**, die sich mit einer Verringerung der roten Blutkörperchen (Erythrozyten) zeigt, kann durch Mangelzustände (Vitamin B12 und Eisen) im Rahmen einer Resorptionsstörung (Aufnahmestörung) des Darms oder durch den Verlust von Blut im Stuhl vorliegen. Letzteres tritt häufig als Eisenmangelanämie in Erscheinung und muss unbedingt ausgeschlossen werden.

- **Zusätzlich**: Falls weitere Symptome wie Anschwellen der Zunge, Hautreaktionen oder Erbrechen sowie starker Durchfall innerhalb von Minuten bis Stunden nach dem Essen auftreten, sollte ein Bluttest auf Antikörper vom Typ IgE durchgeführt werden. Dieser Test detektiert Nahrungsmittelallergien vom Sofort-Typ.

3. STUHLUNTERSUCHUNG

- Gerade beim Hauptsymptom Diarrhoe ist eine Stuhluntersuchung unumgänglich. Diese liefert die ersten richtungsweisenden Befunde. Dabei werden die **Entzündungsmarker (Calprotectin und Alpha-1-Antitrypsin)** im Stuhl ermittelt. Erhöhte Werte schließen ein Reizdarmsyndrom praktisch aus und weisen eher auf das Vorliegen einer chronisch entzündlichen Darmerkrankung (CED) hin. Dazu gehören Colitis Ulcerosa und Morbus Crohn (Seite 49).

- Außerdem sollte bei Verdacht auf ein postinfektiöses RDS-D (z. B. nach Aufenthalt in einem exotischen Land) eine Stuhluntersuchung auf krankmachende Keime erfolgen. Dabei ist vor allem die Infektion mit **Giardia Lamblia** (ein Parasit) deutlich hervorzuheben, da die Symptome einem Reizdarmsyndrom stark ähneln und über Wochen andauern können.

- Weitere Funktionsstörungen wie z. B eine **Bauchspeicheldrü-
seninsuffizienz** können anhand von fehlenden Enzymen (z. B.
Elastase) im Stuhl diagnostiziert werden.

↓

4. ULTRASCHALLUNTERSUCHUNG

Mit der Ultraschalluntersuchung können innere Organe sichtbar ge-
macht werden. Sie dient dem groben Überblick und ermöglicht dabei,
Organe wie Leber, Gallenblase, Milz, Bauchspeicheldrüse sowie die
Nieren auf krankhafte Strukturen und Entzündungen zu untersuchen.

↓

5. MAGEN-/DARMSPIEGELUNG

Bei der Koloskopie (Dickdarmspiegelung) wird mithilfe einer Kamera
der Dickdarm sowie der letzte kleine Abschnitt des Dünndarms einge-
sehen. Vor allem beim RDS-D ist eine Darmspiegelung unentbehrlich.
Denn erst durch eine Biopsie der Darmschleimhaut (Entnahme von
Gewebe) können Erkrankungen wie die mikroskopische Kolitis, chronisch entzündliche Darmerkrankungen sowie Zöliakie meistens sicher
ausgeschlossen werden (mehr dazu auf Seite 48–49).

Wichtig: Viele Menschen haben große Sorgen und Ängste, wenn es
um das Thema Darmspiegelung geht. Es ist ratsam, sich mit Betroffenen auszutauschen und über die eigenen Bedenken zu sprechen.
Denn die Rückmeldung nach einer Spiegelung ist häufig sehr positiv,

da die Person während der Untersuchung je nach Wunsch wenig bis nichts vom Verlauf der Dickdarmspiegelung bzw. der Entnahme von Gewebe (erfolgt schmerzfrei) mitbekommt.

6. ATEMTEST

- Anhand eines H_2(Wasserstoff)-Atemtests kann eine Kohlenhydratunverträglichkeit (Seite 48) festgestellt werden. Diese Untersuchung dient nicht nur der Ausschlussdiagnostik, sondern kann auch zu Therapiezwecken genutzt werden. Denn eine daraufhin umgestellte Ernährung, die auf die Reduzierung von z. B. Fruktose ausgelegt ist, kann zu einer Verringerung der Symptome führen.
- Ein weiterer wichtiger Atemtest dient der **Diagnostik einer Dünndarmfehlbesiedlung (SIBO, Seite 50)**. In der Praxis wird dieser Test leider häufig vernachlässigt, obwohl viele Menschen mit Reizdarm ursächlich oder unter anderem an einer SIBO leiden. Der Ablauf ähnelt dem H_2-Atemtest und wird häufig mit Glukose und/oder Laktulose (nicht Laktose) als Testlösung durchgeführt.

7. GYNÄKOLOGISCHE UNTERSUCHUNG

Die Vorstellung in einer gynäkologischen Praxis ist sehr sinnvoll und wichtig. Viele gynäkologische Krankheitsbilder, vor allem Endometriose, zeigen ähnliche Symptome wie das Reizdarmsyndrom und müssen deshalb unbedingt ausgeschlossen werden.

VORBEREITUNGEN FÜR DEINEN ARZTBESUCH

ARZTWAHL: Bei der Arztwahl solltest du beachten, dass eine Speziali-sierung auf das Reizdarmsyndrom vorliegt. Andernfalls bekommst du viel-leicht nur die Standardbehandlung, welche nicht ausreichend ist.

DOKUMENTE: Bringe alle für deine Krankheitsgeschichte relevanten Dokumente mit. Diese sollten beinhalten: Arztbriefe aus deinen vorausgegan-genen Krankenhausaufenthalten bzw. aus den Besuchen anderer Facharzt-praxen sowie die Ergebnisse bereits durchgeführter Untersuchungen.

ZEITACHSE: Es ist sinnvoll, sich die Krankheitsgeschichte chrono-logisch aufzuschreiben, um selbst einen guten Überblick zu haben. Wann traten die ersten Symptome auf?

SYMPTOME: Zu welchem Zeitpunkt kamen andere Beschwerden hinzu? Notiere dir deine aktuellen Symptome. Wann treten die Beschwerden am stärksten auf? Welche Beschwerden außerhalb des Magen-Darm-Trakts hast du noch?

FRAGEN: Solltest du bereits Fragen haben, schreibe sie dir unbedingt auf einen Notizzettel. Im Arztzimmer sind sie sonst schnell vergessen.

MEDIKAMENTE: Falls du Medikamente einnimmst und dir die Namen nicht merken kannst, notiere sie auf einem extra Zettel und nehme sie zum Arztgespräch mit.

VERTRAUENSPERSON: Wenn du dich unsicher fühlst, kannst du auch eine Vertrauensperson zum Arztgespräch mitnehmen.

VERGISS NICHT: Ein gutes Ärzt*innen-Patient*innen-Verhältnis ist sehr wichtig. Solltest du dich missverstanden fühlen oder nicht ernst genommen werden, wechsle die Praxis. Es ist wissenschaftlich belegt, dass ein gutes Verhältnis enorm zum Therapieerfolg beiträgt.

WANN TRATEN DIE ERSTEN SYMPTOME AUF?

....

NOTIERE DIR DEINE AKTUELLEN SYMPTOME

....

....

**WANN TRETEN DIE BESCHWERDEN
AM STÄRKSTEN AUF?**

....

**WELCHE BESCHWERDEN AUSSERHALB
DES MAGEN-DARM-TRAKTS HAST DU NOCH?**

....

FRAGEN AN DEINEN ARZT/DEINE ÄRZTIN

....

....

....

....

REIZDARMSYNDROM –
ODER DOCH NUR REIZDARMSYMPTOM?

In einer Übersicht möchte ich dir andere Krankheitsbilder aufzeigen, die sich mit ähnlichen Symptomen wie das Reizdarmsyndrom präsentieren.

KOHLENHYDRATUNVERTRÄGLICHKEITEN: In der Praxis gibt es viele Überschneidungen mit den Symptomen eines Reizdarmsyndroms sowie unterschiedlichen Kohlenhydratintoleranzen. Diese können entweder **isoliert** oder **gemeinsam** mit einem Reizdarmsyndrom auftreten. Zu den Intoleranzen gehören:

- die **Laktoseintoleranz**/Laktosemaldigestion sowie
- die **Fruktoseintoleranz**/Fruktosemalabsorption,
- die **Sorbitintoleranz**/Sorbitmalabsorption.

Intoleranzen zeigen, dass der Körper entweder nicht genug Enzyme oder eine Störung bestimmter Transportproteine aufweist, sodass Nahrungsbestandteile nicht ausreichend durch die Dünndarmschleimhaut in den Körper aufgenommen werden. Somit gelangen Kohlenhydrate wie z. B. Laktose in den Dickdarm, wo sie von den Bakterien verstoffwechselt werden. Die dabei entstehenden Gase führen dann zu Blähungen und Bauchschmerzen. Zusätzlich kommt es zu Durchfällen, da z. B. Fruktose oder Laktose Flüssigkeit aus dem Körper in den Hohlraum des Darms ziehen. Wie oben beschrieben, können diese Intoleranzen mithilfe eines **H2-Atemtests** zuverlässig diagnostiziert werden.

ZÖLIAKIE: Die Zöliakie ist eine Autoimmunerkrankung, bei der es zur **Bildung von Antikörpern gegen das Klebereiweiß Gluten** kommt. Diese Antikörper greifen vor allem die Schleimhaut des Dünndarms an. Die Ausprägung der Zöliakie ist vielfältig: Neben systemischen Beschwerden wie **Müdigkeit und Knochen- bzw. Muskelschmerzen** berichten Patient*innen auch von Symptomen im Bereich des Magen-Darm-Trakts. Deshalb ist es nicht verwunderlich, dass Studien zufolge **ca. 4 Prozent der Reizdarmbetroffenen** in Wahrheit an Zöliakie leiden. Diese kann mithilfe von Blutuntersuchungen (Autoantikörper gegen Endomysium und Transglutaminase) und einer Biopsie (Gewebeentnahme) der Dünndarmschleimhaut sicher ausgeschlossen werden. Es ist noch anzumerken, dass während der Diagnostik keine glutenfreie-Diät durchgeführt werden darf, da sie sonst das Untersuchungsergebnis verfälschen würde.

Solltest du trotz Ausschluss einer Zöliakie einen klaren Zusammenhang zwischen deinen Beschwerden und dem Verzehr von Weizenprodukten erkennen, könnte es an einer **Nicht-Zöliakie-nicht-Weizenallergie-Weizensensitivität (NZNW-WS)** liegen. Nachweisen lässt sich die umgangssprachlich genannte Weizen- und Glutensensitivität durch striktes Vermeiden von Gluten bzw. Weizen und einem nachfolgenden Provokationsversuch.

CHRONISCH ENTZÜNDLICHE DARMERKRANKUNGEN (CED):

Zu dieser Gruppe von Erkrankungen gehören **Colitis Ulcerosa** und **Morbus Crohn**. Wie der Name schon sagt, gehen beide Erkrankungen mit einer Entzündung im Bereich des Magen-Darm-Traktes einher. Wobei die Colitis meistens auf den Dickdarm beschränkt ist und Morbus Crohn jeden Abschnitt des Verdauungstraktes betreffen kann. Laut der aktuellen Leitlinie für das Reizdarmsyndrom zeigt ein beachtenswerter Anteil der Patient*innen mit CED im Anfangsstadium die Symptome eines klassischen Reizdarmsyndroms. Nur anhand einer Magen- oder Darmspiegelung kann zuverlässig zwischen diesen Erkrankungen differenziert werden.

MIKROSKOPISCHE KOLITIS:

Dieses Erkrankungsbild geht mit einer **Entzündung der Dickdarmschleimhaut** einher. Leitsymptom der mikroskopischen Kolitis ist die **wässrige Diarrhoe**. Interessanterweise sieht man bei einer Koloskopie, ähnlich wie beim Reizdarmsyndrom, keine krankhaften Veränderungen der Dickdarmschleimhaut. Erst die entnommenen Gewebeproben zeigen im Mikroskop entzündliche Veränderungen. Die Differenzierung zwischen Reizdarmsyndrom und mikroskopischer Kolitis erfolgt somit nicht anhand klinischer Symptome, sondern bedarf einer **histologischen**

Untersuchung. In einer groß angelegten Metaanalyse zeigte sich, dass **ca. 10 Prozent der Reizdarmpatient*innen** vom Durchfalltyp letztendlich an einer mikroskopischen Kolitis erkrankt sind.

SIBO (DÜNNDARMFEHLBESIEDLUNG): Wie der Name schon sagt, kommt es bei diesem Erkrankungsbild zu einer **bakteriellen Fehlbesiedlung und Überwucherung des Dünndarms.** Diese nicht erwünschten Mitbewohner, die eigentlich im Dickdarm heimisch sind, stören die Verdauungsprozesse im Dünndarm. Dabei klagen Betroffene über **Blähungen, Bauchschmerzen und Durchfälle.** Diese Symptome entstehen unter anderem durch Gase, die im Rahmen des bakteriellen Stoffwechsels gebildet werden und den dafür nicht ausgelegten Dünndarm irritieren.

Goldstandard der SIBO-Diagnostik ist die Anlage bakterieller Kulturen aus der endoskopisch gewonnenen Dünndarmflüssigkeit. Sicherlich einfacher durchzuführen ist ein H2-Atemtest, der jedoch eine geringere Spezifität besitzt. Das bedeutet, dass dieses Testverfahren eine höhere Anzahl an falsch positiven Befunden aufweist.

Doch was hat eine Dünndarmfehlbesiedlung mit dem Reizdarmsyndrom zu tun? Eine Menge, denn die Dünndarmfehlbesiedlung ist nicht nur eine Ausschlussdiagnose, sondern kann mitunter in Kombination mit einem Reizdarmsyndrom auftreten. Genau diese Zusammenhänge sind Gegenstand der aktuellen Forschung. Es wird nämlich vermutet, dass ein Reizdarmsyndrom die Entstehung einer SIBO begünstigen kann. Gründe scheinen die bei RDS bekannten Motilitätsstörungen (Beeinträchtigungen der Darmbewegung) sowie die Störung des darmspezifischen Immunsystems zu sein. **Genau dieser Fall ist auch bei Karina eingetreten.** Als langjährige Reizdarmbetroffene entwickelte sich bei ihr zusätzlich eine Dünndarmfehlbesiedlung. Deshalb lohnt es sich, bei neu aufgetretenen Symptomen auch als bereits diagnostizierte*r Reizdarmpatient*in einen SIBO-Test durchzuführen.

ENDOMETRIOSE: Dieses Krankheitsbild gehört zu den gynäkologischen Erkrankungen. Dabei kommt es zu **gutartigen Wucherungen von gebärmutterschleimhautartigem Gewebe** außerhalb der Gebärmutter. Die sogenannten Endometriose-Herde sind häufig auf Eileitern, Eierstöcken, muskulären Schichten der Gebärmutter sowie in unterschiedlichen Darmabschnitten vorzufinden. Je nach Lokalisation dieser Wucherung kommt es zu verschiedenen Beschwerden, sodass die Erkrankung auch als **„Chamäleon der Gynäkologie"** bezeichnet wird. Ein häufiges Symptom sind starke Unterleibsschmerzen während der Periode, die oft von Übelkeit, Durchfall und Erbrechen begleitet werden. Die Beschwerden können auch zyklusunabhängig auftreten, sodass es zu ähnlichen Symptomen wie beim Reizdarmsyndrom kommt. Genau deshalb ist es so wichtig, sich im Rahmen der Diagnostik eines Reizdarmsyndroms auch gynäkologisch vorzustellen.

GALLENSÄUREN-MALABSORPTION (GALLENSÄUREVERLUST-SYNDROM): Wie der Name schon sagt, kommt es bei diesem Krankheitsbild zum **Verlust von Gallensäuren** im Körper. Unser Körper ist auf Effizienz ausgerichtet, sodass wertvolle Stoffe wie z. B. Gallensäuren im menschlichen Organismus gespeichert werden. Deshalb gibt es den sogenannten **enterohepatischen Kreislauf**, bei dem die bereits verwerteten Gallensäuren im letzten Abschnitt des Dünndarms über den Blutkreislauf wieder in die Leber und im Anschluss fast vollständig zur Gallenblase zurückgeführt werden. Gallensäuren verdauen die Fette gemeinsam mit anderen Enzymen und stellen diese für den Organismus bereit. Sollten jedoch aus unterschiedlichen Gründen nicht ausreichend Gallensäuren im Dünndarm rückresorbiert (wieder aufgenommen) werden, gelangen diese in den Dickdarm und führen zu unterschiedlichen Magen-Darm-Beschwerden. Dazu gehören Durchfälle und vor allem **Fettstühle**, die mit der Zeit durch den Gallensäuremangel entstehen. Da die Diagnostik sehr aufwendig ist, wird die Diagnose häufig ex juvantibus mithilfe des Ansprechens auf das Medikament Colestyramin gestellt. „Ex juvantibus" bedeutet, dass man durch eine erfolgreiche Therapie auf die zugrundeliegende Ursache schließen kann.

KAPITEL 3

DIE PSYCHE

━━━━

WARUM DU DIR DEINE SYMPTOME NICHT EINBILDEST

W enn ich immer einen Euro dafür bekäme, wenn mir jemand sagt: „Das ist alles nur in deinem Kopf", dann könnte ich jetzt ein finanziell sorgenfreies Leben in Saus und Braus führen – und das trotz Inflation. Aber mal Spaß beiseite: Klar spielt die Psyche eine riesige Rolle bei alldem. Dennoch will ich an dieser Stelle betonen, dass es nicht nur die Psyche allein ist, die meine Symptome auslöst. „Du bildest dir das alles nur ein" – auch ein Satz, den ich allzu häufig hören musste. Man selbst denkt irgendwann: „Bin ich verrückt? Trickst mich mein eigener Körper aus? Bin ich schuld an meinen Symptomen?"

Der Darm ist eng verbunden mit unserem Gehirn, man spricht sogar vom zweiten Gehirn. Diese enge Verbindung spürte ich nach und nach immer stärker. Die Zeit in meiner ersten Gastfamilie hatte spürbare Folgen für mich. Ich konnte diese damals nicht direkt zuordnen, heute kann ich es aber reflektiert betrachten und sagen, dass ich unter starkem Stress und Druck in dieser Zeit litt. Emotionaler Missbrauch. Das klingt erst mal ziemlich hart, wenn man es aber genau betrachtet, wurde ich in diesen vier Monaten auf zwischenmenschlicher emotionaler Ebene missbraucht. Mir fällt es nicht leicht, das so zu benennen, denn ein Missbrauch hängt für mich mit viel stärkeren und heftigeren Taten zusammen. Dennoch muss ich es mir für diese Zeit einfach eingestehen. Mit dem Wechsel zu meiner zweiten Gastfamilie konnte ich endlich durchatmen, sodass der Stress, die Angst und die Wut nach und nach abfielen. Mit meinem abfallenden Stress- und Druckempfinden fingen allerdings meine körperlichen Beschwerden an.

Anfangs spürte ich die Symptome wirklich nur in meinem Darm. Starke Bauchkrämpfe von jetzt auf gleich, Durchfälle, Blähungen, Übelkeit und Unwohlsein. Gleichzeitig baute sich ein immer größer werdendes Schamgefühl auf. Ich traute mich nicht, offen über meine Beschwerden zu sprechen, zog mich bereits in meinem Auslandsjahr von Freund*innen zurück. All das verstärkte sich immer weiter, als ich zurück in Deutschland war. Der ständige Druck, mein Leben trotz starker Einschränkungen „normal" weiterzuleben, das Schamgefühl, das mir im Weg stand, meine Freundschaften wie zuvor weiterzuführen, der Ekel vor mir selbst und das Gefühl, nicht „schön" oder „sexy" zu sein aufgrund meiner Beschwerden, und der Gedanke, ständig auf Toilette zu müssen, resultierten nach und nach in Ängsten.

Der Duden definiert „Angst" wie folgt: „mit Beklemmung, Bedrückung, Erregung einhergehender Gefühlszustand [angesichts einer Gefahr]; undeutliches Gefühl des Bedrohtseins".

In meinem Fall bedeutet „Gefahr", dass eine Reizdarm-Session beginnt, ich starke Bauchkrämpfe bekomme, von jetzt auf gleich auf Toilette muss, aber keine in der Nähe ist. Gleichzeitig herrscht auch noch die „Gefahr", dass andere Menschen meinen Durchfall mitbekommen. Du kannst dir vorstellen, dass so eine Reizdarm-Session nicht leise ist oder gut riecht. Jeder Mensch hatte schon mal Durchfall und weiß, was für Geräusche und bestialische Gerüche aus einem rauskommen können. Aufgrund der Krämpfe sind diese unkontrollierbar. Die Gefahr bestand für mich darin, dass Freund*innen dies mitbekommen könnten. Dass die Toilette genau in dem Moment belegt sein könnte, wenn ich muss, dass direkt nach mir jemand auf Toilette gehen muss, es aber stinkt. Außerdem hatte ich Angst davor, wenn ich unterwegs war, nicht rechtzeitig eine Toilette zu finden. Mir vor anderen Menschen in die Hose zu machen. Ich denke, dass es für jeden Menschen, ob mit oder ohne Darmproblemen ein Albtraum ist, sich vor anderen Menschen einzukacken. Ich lebte diesen Albtraum jedes Mal, wenn ich unterwegs war. Die ständige Angst, es nicht rechtzeitig auf eine Toilette zu schaffen.

Hier ein kleiner Einblick in meinen Kopf, mit seinem ganzen Wirrwarr an Gedanken und Ängsten, die täglich darin herumkreisen:

Sobald ich an einem neuen Ort bin, halte ich Ausschau nach der nächsten Toilette. Sobald ich das Haus verlasse, höre ich in mich rein, um zu entscheiden, ob ich wirklich rausgehen kann. Sobald sich auch nur minimal etwas in meinem Darm bewegt, wenn ich nicht zu Hause bin: *„Scheiße, was wenn es jetzt losgeht?"* Sobald ich einen Termin habe, sei es im Friseursalon, im Nagelstudio, beim Amt, in der Arztpraxis oder bei der Steuerberatung, bekomme ich Angst, dass ich genau dann auf Toilette gehen muss. Wenn ich an einen Ort, an eine Zeit und an eine Person gebunden bin, löst das in mir extremes Unwohlsein aus.

Was, wenn die Person mitbekommt, dass es mir nicht gut geht? Was, wenn sie sich wundert, weshalb ich zum dritten Mal nacheinander auf Toilette gehen muss? Was, wenn sie denkt, ich sei eklig? Was, wenn die Handwerker*innen, die gerade im Badezimmer arbeiten, ihre Arbeit pausieren müssen, weil ich auf Toilette gehen muss? Was, wenn ich im Vorlesungssaal in der Uni sitze, meine Darmbeschwerden anfangen und alle mitbekommen, dass ich auf Toilette gehe – ganz zu schweigen von einer Prüfungssituation, in der man nicht länger als fünf Minuten auf Toilette gehen darf und das nur einmal innerhalb der Prüfungszeit? Was, wenn die Person neben mir in der Kabine auf einer öffentlichen Toilette hört und riecht, wie ich eine Reizdarm-Session habe? Was, wenn die Darmbeschwerden in einem Restaurant beginnen, was, wenn ich feiern gehe oder in einer Bar bin? Wie spreche ich bei meinen Freund*innen an, wenn wir gemeinsam in einem Auto einen Ausflug machen, dass ich sofort auf Toilette gehen muss? Wie spreche ich an, dass es mir unangenehm ist, in einem Haus mit einer großen Freundesgruppe zu übernachten, weil ich Angst habe, auf Toilette zu müssen? Wo kann ich auf Toilette gehen, wenn ich mit meinem Hund spazieren gehe oder in der Welpenschule im Wald bin? Was, wenn ich einkaufen bin, meinen Einkaufswagen vollgepackt habe und genau dann auf Toilette gehen muss? Lass ich den Einkaufswagen dann einfach stehen? Schaffe ich es überhaupt noch nach Hause? Wie soll ich es aushalten, *während eines Flugzeugstarts nicht auf Toilette gehen zu können? Wie kann ich kommunizieren, dass ich während eines Zoom Calls auf Toilette gehen muss, weil mein Darm rebelliert, wie kann ich mit Arbeitskolleg*innen drüber sprechen oder Vorgesetzten sagen, dass ich mal wieder nicht zur Arbeit kommen kann, weil ich nicht von der Toilette komme? Was, wenn ... was, wenn ... was, wenn ...?*

Alles in meinem Kopf dreht sich um Durchfall, ums Kacken, um Toilettengänge und die schlimmstmöglichen Horrorszenarien. Seit Jahren. Diese Gedanken führten im Laufe der Jahre zu habitualisiertem Verhalten. Ich entwickelte Verhaltens- und Denkmuster, die nach und nach mein Leben kontrollierten. Ich wollte mir selbst nicht eingestehen, dass ich aus reiner Angst Treffen oder Ausflüge mit Freund*innen, Restaurantbesuche mit der Familie oder Termine in einer neuen Umgebung absagte. Ich fing an, mir vor mir selbst und vor meinem Umfeld Notlügen auszudenken. Treffen sagte ich ab, weil ich „Migräne" hätte. An Ausflügen konnte ich nicht teilnehmen, weil ich ganz wichtige (ausgedachte) andere Termine hatte. Ich baute eine Art Schutzmauer auf, um vor mir und meinem Umfeld bloß nicht einzugestehen, dass ich all das absagte, weil ich es schlicht nicht schaffte. Weil sich ein Restaurantbesuch, ein Waldspaziergang, ein Shoppingtag in der Stadt oder ein Wochenendtrip nach Föhr anfühlte wie ein riesiger, unüberwindbarer Berg. Für meine Freund*-innen waren dies die schönsten Aktivitäten – für mich purer Stress.

Man kann sich vorstellen, dass all diese Gedanken nicht einfach spurlos an einem vorbeigehen. Die Krankheit, die ständigen Darmbeschwerden und der damit einhergehende Stress, die Gedankenkarussele und Ängste hatten Einfluss auf meine Psyche. Ich entwickelte nach und nach eine Angststörung. Diese machte sich auf unterschiedliche Weisen bemerkbar. Ich habe bereits die zwei Panikattacken beschrieben. Ich wusste also, wie sich diese unbeschreibliche Angst anfühlt. Als Panikattacken konnte ich diese jedoch damals noch nicht betiteln.

In den Situationen der ersten beiden Angstschübe war klar, wovor genau ich Angst hatte: zum einen vor der Magen-Darm-Spiegelung in Amerika, zum anderen vor der Kontrastflüssigkeit und der engen Röhre des MRT. Jetzt aber spürte ich auf einmal diese Ängste und diese Art von körperlichen Symptomen auch in Situationen, in denen keine direkte „Gefahr" festzumachen war. Die banalsten Dinge fühlten sich plötzlich gefährlich an: einkaufen, essen und feiern gehen, Busfahren, Spaziergänge, Arztbesuche – jede Situation, in der ich meine Wohnung verlassen musste, wurde zu einer großen Herausforderung. Zudem schlichen sich nach und nach immer extremere Symptome bei mir ein.

Es fing an mit einem Unwohlsein, wenn ich wusste, dass ich meine Wohnung verlassen musste. Heute benenne ich dieses Gefühl: Anxiety. Das ist wie ein dumpfes, unterschwelliges Gefühl über einen langen Zeitraum. Ich spüre Druck auf der Brust, kann nicht richtig tief einatmen. Alles ist anstrengend, ich fühle mich erschöpft und energielos. Einerseits bin ich furchtbar müde, andererseits komme ich aber nicht zur Ruhe. Ich fühle mich hilflos, habe Schwierigkeiten, mich zu konzentrieren – zumindest auf etwas jenseits meiner körperlichen Symptome. Manchmal verschwindet dieses Gefühl nach ein paar Stunden von allein wieder – oder zumindest, sobald ich den Termin oder das Treffen abgesagt habe. Es gibt aber auch Situationen, in denen dieses Gefühl nicht von allein geht, sogar noch schlimmer und stärker wird. Das resultiert dann häufig in einer Panikattacke. Das ist wie eine riesige Welle, die über mir zusammenbricht. Nein, keine Welle, eher ein Tsunami. Mit voller Wucht – wie aus dem Nichts – reißt es mich komplett um. Meine Hände und Füße fühlen sich taub an und kribbeln. Ich bekomme gefühlte Schnappatmung, deswegen kaum Luft. Mein Herz rast, als würde es mir gleich aus der Brust springen wollen. Mir ist heiß und kalt zugleich, meine Haut ist bedeckt von nassem Schweiß. Ich habe das Gefühl, ich könnte jeden Moment ohnmächtig werden, spüre meine Zunge nicht mehr, mein Hals und mein Mund sind staubtrocken. Ich zittere am ganzen Körper, mir ist schwindelig, ich weine laut. Meine Brust und mein Hals sind wie zugeschnürt. Ich bin hilflos, weiß nicht, was ich machen soll, und schreie, dass ich will, dass es aufhört, denn es fühlt sich so an, als würde ich sterben. Ja, wirklich. Das klingt verrückt, weil ich objektiv betrachtet keinerlei Gefahr ausgesetzt bin, es mir körperlich sogar eigentlich gut geht. Für mich aber fühlt es sich so an, als würde ich gleich sterben. Eine unbeschreibliche Überforderung, Unwohlsein und Angst.

Bis es dann von jetzt auf gleich vorbei ist, ich im Hier und Jetzt wieder ankomme und realisiere, dass ich nicht in Gefahr bin: Ich kann wieder klar denken. Mein Körper fühlt sich an, als wäre er gerade durch einen Fieberschub gegangen oder vor einem Bären weggerannt, ich zittere bestimmt noch eine halbe Stunde lang, fühle mich schlapp und müde.

Jeder Mensch kennt Angst. Viele Menschen dürften denken, dass sich Panikattacken wie ein verstärktes Angstgefühl anfühlen. Es ist aber vielmehr etwas Körperliches. Die Angst durchfährt den ganzen Körper, es fühlt sich wie kleine elektrische Schläge an, die durch die Adern gejagt werden. Wirklich – unbeschreiblich.

Zum einen hängen die Panikattacken bei mir, wie bereits gesagt, mit der Angst zusammen, nicht rechtzeitig eine Toilette zu finden, und mit dem Schamgefühl aufgrund der Darmbeschwerden. Zum anderen fehlt mir, dadurch dass mich mein Körper so häufig aufgrund der starken Darmbeschwerden plötzlich völlig aus der Bahn geworfen hat, das Vertrauen in meinen Körper – ich kann mich nicht mehr auf ihn verlassen. Das ist unschön und schränkt mich häufig im Alltag ein. Sobald sich etwas in meinem Körper anders anfühlt als gewohnt – ein Stechen in der Brust, ein Kribbeln in den Beinen, ein Taubheitsgefühl im Arm oder in den Händen –, gehe ich direkt vom Schlimmsten aus.

Ich bin prädestiniert dafür, mich so stark in meinen Körper und meine Symptome hineinzufühlen, dass sich aufgrund dessen Ängste und echte körperliche Symptome entwickeln: ein selbstverstärkender Prozess. Irgendetwas fühlt sich komisch an in meinem Körper, ich konzentriere mich dann so stark auf die Symptome, dass ich denke, es wäre wirklich etwas Schlimmes. Diese Ängste lösen wiederum die typischen Paniksymptome in mir aus, was häufig in einer Panikattacke endet. In einer Angst vor dem Sterben – weil meine Hand eingeschlafen ist ...

Was in so einer Situation absolut nicht hilft, ist der Griff zum Handy und die Googlesuche. In meinen Verläufen findet man daher häufig: Ursache für kribbelnde Gliedmaßen, Herzstolpern, Ziehen in der Brust oder Stiche im Kopf. Laut Google habe ich schon dreimal Krebs im Endstadium, fünf Schlaganfälle und sieben Herzinfarkte hinter mir, aber guess what?! Nichts davon ist bisher eingetreten.

Ein weiteres Beispiel für diese irrationalen Ängste ist die Angst vor einer allergischen Reaktion auf Lebensmittel. Häufig geht es mir nach dem Essen nicht gut: Bauchkrämpfe, Unwohlsein oder Magenschmerzen. Da die Verdauung im Mund beginnt, fühlt sich auch mein Mund häufig komisch an, manchmal ist die Zunge wie taub, kribbelt, es bilden sich Pusteln oder Bläschen, meine Lippen werden rot, brennen leicht. Das ist alles nicht weiter schlimm und geht schnell wieder weg, dennoch denke ich jedes Mal, dass ich eine allergische Reaktion hätte, mir also jeden Moment der Hals zuschwellen wird. Ich habe viele Allergien: Federn, Tierhaare, Steinobst und bestimme Nüsse – um nur ein paar zu nennen. Noch nie hatte ich aber so eine schlimme Reaktion, dass ich in Gefahr gewesen wäre oder keine Luft bekommen hätte. Ich habe aber so wenig Vertrauen in meinen Körper, dass ich es dennoch jedes Mal denke, wenn ich leichte Veränderungen nach dem Essen bemerke. Dadurch erschwert mir nicht nur mein Darm die Restaurantbesuche, sondern auch die Tatsache, dass ich nie genau weiß, was im Essen drin ist.

Wir waren zum Beispiel mal mit Freund*innen in einem supersüßen Hamburger Restaurant, im Heimatjuwel (riesige Empfehlung an dieser Stelle). Es wurden viele besondere und kleine Gänge nacheinander serviert, verschiedene Lebensmittel, von denen ich einige gar nicht kannte. Der Abend fand für mich aber schon nach einer halben Stunde sein jähes Ende, als ich nach draußen rannte, eine Panikattacke vom Allerfeinsten hatte und vor Scham keinen Fuß mehr in das Restaurant setzen konnte.

Mir war schon immer daran gelegen, dass andere Menschen positiv von mir denken, daher ist es mir superunangenehm, dass ich aus dem Nichts Heulkrämpfe bekomme, hyperventiliere und denke, ich sterbe – und das vor fremden Menschen. Dabei ist das so ein intimer Moment: Man fühlt sich extrem schwach, verletzlich und lässt gezwungenermaßen vor anderen alle Mauern fallen. Am liebsten würde ich erklären, was da gerade mit mir passiert ist und dass ich weiß, dass meine Reaktion übertrieben war. Denn das denken fremde Menschen häufig. Dass ich mich anstelle, übertreiben würde und „einfach mal runterkommen sollte". Kein seltener Spruch. Ich möchte dann meist nur nach Hause und in Embryostellung ins Bett, um alles zu vergessen. Ich entwickelte nach und nach ein Misstrauen gegenüber Ärzt*innen. Über die Jahre brachte ich einen wahren Marathon hinter mich, ohne dass mir richtig geholfen werden konnte. Häufig sagte man mir, dass die Ärzt*innen selbst nicht mehr weiterwüssten, dass sie ratlos seien, dass alle Tests gemacht worden seien, die nach dem aktuellen Wissensstand möglich seien. Häufig wurde mir gesagt, dass sie nichts weiter für mich tun könnten, ich lernen müsste, mit meinen Beschwerden zu leben. Dieses Misstrauen in Bezug auf meinen Darm weitete sich nach und nach auf meinen ganzen Körper aus. Bis heute ist der Gedanke fest in meinem Kopf verankert, dass mir Ärzt*innen auch bei anderen Beschwerden nicht weiterhelfen können. Ich entwickelte hypochondrische Züge, aber gleichzeitig eine Angst, dass Ärzt*innen nicht helfen könnten. Wirklich keine gute Kombination.

IT'S OKAY NOT TO BE OKAY: WAS MIR IN DIESEN SITUATIONEN HILFT

Es hat lange gedauert, bis ich herausfand, was mir bei meinem Anxiety-Gefühl oder dem Anflug einer Panikattacke hilft. Jedoch leide ich auch heute noch darunter, sie funktionieren also nicht immer bei mir. Dennoch habe ich mit der Zeit Strategien für mich entwickelt, mit denen ich wenigstens ein bisschen das Gefühl der Kontrolle über meine Ängste habe. Ich konzentriere mich in diesen Momenten möglichst stark auf meine Sinne, langsam erspüre ich jeden Sinn:

Schmecken: Ich lutsche ein Bonbon, esse im besten Fall etwas Kleines, trinke, fokussiere mich auf meine Geschmackssinne. Sauer, süß, salzig, bitter und umami (ja, ich musste googlen, wie der fünfte Geschmackssinn heißt). Ich konzentriere mich darauf, jeden einzelnen Geschmack wahrzunehmen.

Riechen: Ich schaue, welche Gerüche ich in meiner direkten Umgebung wahrnehmen kann. Dann probiere ich, diese Gerüche in meinem Kopf zu beschreiben: rieche an meinen Haaren, meinem eigenen Parfum oder verwende ein Lavendelöl, das ich zwischen meinen Händen erwärme und durch die Nase tief einatme. Der Geruch meines Freundes, beispielsweise, löst eine innere Ruhe in mir aus. Das klingt vielleicht supercreepy, aber ich rieche gern an ihm, weil ich mich dabei sicherer fühle.

Hören: Mir hilft es, wenn ich ein Hörbuch oder einen Podcast anmache. Ich konzentriere mich auf die Stimmen und stelle mir das Gesagte möglichst bildlich vor. Ich male mir die Welt, in der das Hörbuch spielt, in meinem Kopf aus. Stelle mir vor, ich wäre darin. Hauptsache, die Gedanken kreisen um etwas anderes als das unschöne Gefühl in meinem Körper.

Sehen: Es gibt eine Technik, bei der man sein Umfeld im Kopf beschreiben soll. Beispielsweise zähle ich gerade in meinem Wohnzimmer, während ich diese Zeilen auf meinem Sofa mit einer Wärmflasche auf dem Bauch und einer Tasse Earl-Grey-Tee neben mir schreibe, grüne Gegenstände auf: Basilikum, Sonnenblumen, Olivenöl, Salz, das Bild an der Wand, das Spielzeug meines Hundes, mein Oberteil. Danach zähle ich alle blauen Gegenstände auf: der Küchenschwamm, die Taschentücher, das Messer, die Tasse, der Kochtopf. Und so kann man beliebig viele Farben durchgehen, um sich abzulenken.

Tasten: Ich kann mich am besten ablenken und einen klaren Kopf bekommen, wenn ich mit meinen Händen etwas mache. Ich liebe es zu backen und einen Teig zu kneten. Ich koche und schneide Gemüse, ich lackiere meine Nägel oder putze. Tatsächlich hilft es mir immens, um mich auf andere Gefühle zu konzentrieren. Das Gefühl des weichen, warmen Hefeteiges zwischen meinen Fingern anstatt das Gefühl meiner kribbelnden und tauben Finger.

Man fokussiert also seine Sinne auf etwas anderes, um so die sich verstärkenden Gedankenkreise zu durchbrechen. Häufig steigere ich mich in meine Ängste so stark rein und brauche dann diesen klaren Cut, bei dem ich mich mit etwas völlig anderem beschäftige als mit mir, meinen Gedanken und meinen körperlichen Symptomen. Ich schaue mir auch gern Serien an, telefoniere mit meinem Freund oder mit Freundinnen, mache einen Spaziergang oder höre Musik. Hauptsache ablenken, und dann verschwindet das Gefühl meist (aber nicht immer) von allein.

Ich stelle mir dabei die Panik und das Anxiety-Gefühl wie eine Welle vor. Erst ist sie flach, wird dann langsam immer größer. In der Wachstumsphase dieser Welle spüre ich die Anxiety. Durch Ablenkung schaffe ich es, diese Phase zu durchbrechen, sodass es gar nicht erst zu einer großen Welle kommt. Wenn ich dies aber nicht schaffe, habe ich den Hochpunkt der Welle erreicht und sie bricht über mir zusammen. Danach ist das Wasser irgendwann auf einmal wieder ganz flach und ruhig: Die Panikattacke ist vorbei. So schnell, wie sie gekommen ist, geht sie auch wieder weg.

Wenn ich schon mitten in einer Panikattacke bin, schaffe ich es nicht mehr, mich auf etwas anderes zu fokussieren. Nur mithilfe meiner Atmung kann ich meine Panikattacke noch steuern. Es gibt verschiedene mögliche Atemtechniken, wie beispielsweise die 4-7-8-Technik oder die 4-7-11-Technik. Bei diesen Übungen atmet man beispielsweise vier Sekunden lang durch die Nase ein, hält den Atem sieben Sekunden lang an und atmet dann acht Sekunden lang durch den Mund wieder aus. Du solltest dabei probieren, was für dich am besten funktioniert. Wichtig ist, dass du durch die Nase einatmest, kurz die Luft anhältst und langsam durch den Mund wieder ausatmest. Ich mache das mir äußerst bewusst, zähle die Sekunden mit.

Ich habe lange gebraucht, um mich in dieser Phase an Zahlen zu orientieren. Aber auch da gilt: Jeder noch so kleine Schritt, der die Gedanken von den körperlichen Symptomen wegsteuert, ist hilfreich. Häufig bekommt man bei einer Panikattacke auch gefühlte Schnappatmung,„ was als unregelmäßige Atmung die körperlichen Symptome verstärkt, wie beispielsweise das Herzrasen. Indem du langsam und bewusst atmest, nimmst du Einfluss auf das vegetative Nervensystem und kannst damit den Herzschlag verlangsamen.

Mir hilft es außerdem dabei, mit dem Weinen aufzuhören, ich durchbreche damit die Hyperventilation. Nach und nach schaffe ich es mithilfe meiner Atmung, des guten Zusprechens und der Umarmungen meines Freundes, die Panikattacke zu beenden. Das klingt leichter gesagt als getan, funktioniert nicht immer und ich fühle mich in diesen Momenten dennoch hilflos. Es fühlt sich jedes Mal aufs Neue schrecklich an. Vor allem wenn ich allein bin, schaffe ich es häufig nicht, mich zu beruhigen. Zu groß ist die Angst, dass ich wirklich umkippe und sterbe. Der Gedanke, dass eine Person bei mir ist und mir im Zweifel helfen oder den Krankenwagen rufen kann, beruhigt mich sehr. Es gab schon Momente, in denen mein Freund früher von der Arbeit kommen musste oder gar nicht erst zur Arbeit gehen konnte, weil es für mich in diesen Momenten nichts Schlimmeres gab, als allein zu sein. Ich bin schon mal mitten in der Nacht im Schlafanzug mitten in einer Panikattacke zu meinen Eltern gefahren, was wirklich gefährlich war. Oder Freundinnen mussten schnellstmöglich zu mir kommen. Wenn mein Freund ein paar Tage nicht zu Hause war, wollte ich bei meinen Eltern schlafen, weil ich so Angst vor mir selbst hatte. Ja, das klingt völlig verrückt. Aber ich habe Angst vor meinem Körper und den möglichen Gefühlen. Ich besitze kein Vertrauen in meinen Körper und denke täglich: „Bitte, bitte, nicht schon wieder."

Eine weitere hilfreiche Strategie für mich beim Umgang mit den Panik-attacken ist die positive Affirmation. Meine Freundin Janet führte mich an diese Denkweise heran. Nur was heißt das? Kannst du dich noch an den Film Der Ja-Sager erinnern? Das war einer meiner liebsten Filme in meiner Kindheit. Der Hauptdarsteller führt ein ziemlich unglückliches Leben, er ist geschieden und vermeidet Sozialkontakte. Er möchte sein Leben verändern und besucht ein Motivationsseminar. Darin wird ihm gesagt, dass er zu jeder Situation Ja sagen solle, denn er war in negativen Glaubenssätzen gefangen und konnte diese Muster erst durchbrechen, als er mit dem andauernden Ja eine andere Perspektive einnahm.

Ähnlich ist der Gedanke bei positiver Affirmation. Über wiederkehrende Glaubenssätze beeinflusst man das Unterbewusstsein und ändert seine Denkmuster. Gedanken beeinflussen unsere Emotionen, diese wiederum haben Einfluss auf unser vegetatives Nervensystem. Wenn man es also schafft, sie anhand von positiven Glaubenssätzen zu beeinflussen, kann das wiederum positive Auswirkungen auf unser Wohlbefinden haben. Sätze wie „Ich bin gesund", „Ich schaffe das", „Ich bin stark", „Mein Körper lässt mich nicht im Stich" sind Teil meiner täglichen Routine geworden. Ich wiederhole sie gedanklich oder spreche sie laut vor dem Spiegel aus. Auch in anderen Lebensbereichen wende ich positive Affirmation an.

Lass uns die nächsten Sätze gemeinsam und laut aussprechen:

„ICH BIN GUT SO, WIE ICH BIN."

„ICH HÖRE AUF MEINEN KÖRPER UND AUF DIE GRENZEN,
DIE ER MIR SIGNALISIERT."

„ICH UMGEBE MICH MIT MENSCHEN, DIE MIR GUTTUN."

„ICH BIN STOLZ AUF MICH WEGEN ALLEM,
WAS ICH TAGTÄGLICH MEISTERE."

„ICH VERGLEICHE MICH NICHT MIT ANDEREN MENSCHEN."

„ICH WEISS, WAS FÜR MEINEN KÖRPER GUT IST,
WAS ABER AUCH NICHT."

„ICH STELLE MICH MEINEN ÄNGSTEN."

„I LOOK HOT AS FUCK AND I WILL MAKE SHIT HAPPEN TODAY." (BITTE NICHT WÖRTLICH NEHMEN, WE DON'T WANT MORE SHITS THAN WE ALREADY HAVE!)

Danke fürs Mitsprechen.

Schreibe dir in die folgende Box deine eigenen positiven Affirmationen auf, die du nun täglich in deine Routine einbaust. Sätze, die dir guttun, die in dir positive Emotionen hervorrufen, die dich stärken. Anfangs muss man sich immer wieder daran erinnern, diese Sätze auszusprechen, aber irgendwann kommt das von allein. Glaube mir, es hilft! 🖤

MEINE AFFIRMATIONEN

....

....

....

....

....

....

....

....

....

....

....

Dann gibt es aber noch die Kiki auf meiner linken Schulter: Sie ist nervös, ängstlich und geht immer vom Schlimmsten aus. Eine kleine Panikmacherin, der man aber nicht böse sein kann. Denn sie denkt wirklich, dass ich in Gefahr bin. Sie will auch nur das Beste für mich, will mich beschützen. Sie flüstert mir immer wieder ins Ohr: *„Du bist in einer gefährlichen Situation, deine Symptome, die du gerade spürst, sind nicht normal. Du wirst sterben."*

Auf der rechten sitzt die rational denkende Kiki, die mit dem klaren Verstand. Ich stelle sie mir vor wie ein glückliches Mädchen, das für alle Menschen nur das Beste möchte. Sie ist die Ruhe selbst, lässt sich nie aus der Bahn werfen und geht selbstbewusst durchs Leben. Sie weiß, dass ein Besuch im Restaurant, eine Busfahrt oder der Wocheneinkauf keine Gefahr birgt. Sie möchte mich beschützen und wünscht sich nichts sehnlicher, als dass ich schwierige Situationen meistere. Sie flüstert mir häufig zu: *„Du bist sicher, dir kann nichts passieren, du schaffst das! Ich bin so stolz auf dich, darauf, wie du diese Situation meisterst, you go girl!"*

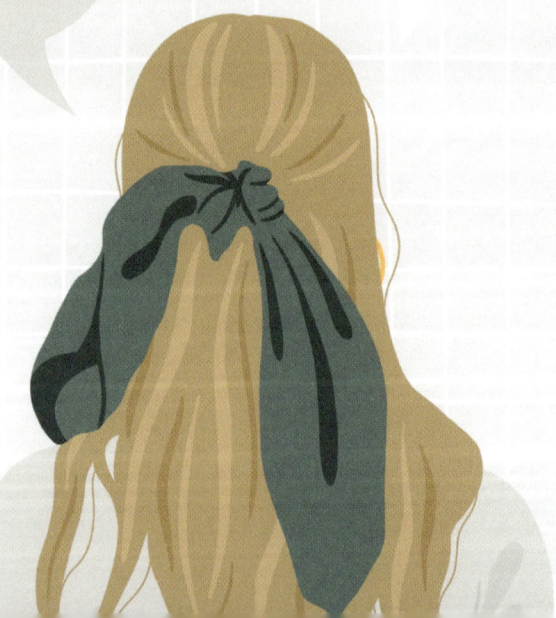

Eine weitere Sache, die mir im Umgang mit meiner Angststörung geholfen hat, war es, die Angst anzunehmen. Viele Jahre machte ich mich innerlich für diese Ängste fertig. Auf meinen Schultern sitzen zwei Kikis. Nach und nach machte ich die Erfahrung, dass die Kiki links eine kleine Lügnerin ist. Zu häufig flüsterte sie mir ins Ohr, dass etwas ganz Schlimmes passieren werde, wenn ich nicht sofort die Situation verlassen würde. Es ist aber noch nie etwas ganz Schlimmes passiert! Es ist noch nie irgendetwas passiert. Ich begriff, dass diese Kiki zwar nicht verschwinden würde, sondern mir immer wieder diese Gedanken zuflüstern wird, diese aber niemals wahr werden würden. Ich lernte, dass beide Kikis ein Teil von mir waren. Ich kann weder die eine noch die andere Kiki einfach von meiner Schulter schnipsen. (So gern ich das allzu oft machen würde.)

Ich musste akzeptieren, dass die Angst ein Teil von mir ist. Dass ich sie zulasse und wahrnehme. Damit sage ich nicht, dass man sich Ängsten nicht stellen oder nicht an ihnen arbeiten sollte – bitte auf keinen Fall falsch verstehen. Dennoch bin ich der Meinung, dass man lernen muss, mit ihnen umzugehen. Und dazu trägt ein ganz großer Teil bei, dass man diese Seite an sich akzeptiert und auch lieben lernt. Denn meine Angststörung verschafft mir auch positive Eigenschaften, die ich sehr an mir schätze und liebe: Ich bin empathisch, kann mich gut in andere hineinversetzen und bin aufmerksam für die Gefühle und Stimmungen anderer Personen. Ich mag diese Eigenschaft! Außerdem habe ich ein starkes Empfinden für meinen Körper und ich weiß genau, wann mir etwas zu viel wird. Ich höre auf meinen Körper, weiß, wann ich ihn aus der Komfortzone locken kann, wann aber eben auch nicht. Ich spüre schnell, wenn ich eine Pause brauche, um sie mir dann auch zu nehmen. Wie häufig ich schon Menschen getroffen habe, die körperlich und mental völlig am Ende waren, ihrer Arbeit nachgingen, von Treffen zu Treffen hüpften oder sich in der Uni einen viel zu hohen Leistungsdruck aufbauten. Versteht mich nicht falsch, ich finde es toll, wenn Menschen ambitioniert sind und ihren Zielen nachgehen. Das tue ich auch, aber nicht auf Kosten meiner körperlichen und mentalen Gesundheit. Wenn ich diese Menschen sehe, spüre ich … Mitleid. Ich bemitleide sie dafür, dass sie ihre Pausetaste nicht drücken und kurz durchatmen können. Ich ließ mich nie davon stressen, wie viele Semester ich an der Uni brauchte, wie viele Praktika ich neben dem Studium absolvieren kann oder wie häufig ich in der Woche ein Pamela-

Reiff-Workout (die, btw, absolut killen) mache. Mir ist bewusst, dass es eine absolut privilegierte Situation ist, auf Pause drücken zu KÖNNEN. Mir ist das bewusst, dass das viele nicht können – also versteht das bitte nicht falsch. Ich lernte, gezielt Stressfaktoren zu minimieren, viel schneller Grenzen für mich und meinen Körper zu setzen. So sage ich Treffen ab, wenn ich merke, dass ich eine Pause benötige, oder Events, wenn ich merke, dass sie mich zu sehr überfordern. Ich höre auf mich und meinen Körper, und darauf bin ich extrem stolz. Wer weiß, wer ich heute wäre ohne die Angststörung und den Reizdarm.

Wenn du ganz tief in dich hineinhörst, gibt es dann Eigenschaften, die sich durch deine Krankheit – ob nun körperlich oder mental – ausprägten, auf die du im Nachhinein aber stolz bist? Was hast du durch deine Krankheit oder von ihr gelernt? Welche Eigenschaften hättest du heute vielleicht nicht, wenn du diese Krankheit nicht hättest?

DIE PSYCHE

Ich weiß, es ist komisch, „dankbar" für eine Krankheit zu sein oder etwas Positives darin zu finden. Darauf möchte ich auch gar nicht unbedingt hinaus. Aber du hast nun mal diese Krankheit, daran kann man so schnell nichts ändern. Mir hilft es aber, um zu realisieren, dass diese Krankheiten auch positive Eigenschaften und Aspekte in mein Leben gebracht haben, sodass ich sowohl Reizdarm als auch Angststörung akzeptieren lernte.

Also nein, „das findet nicht alles nur in deiner Psyche statt" und du „bildest dir die Symptome nicht nur ein". Dennoch spielt die Psyche bei einem Reizdarm und bei anderen chronischen Erkrankungen eine große Rolle. Dafür können wir nichts, das kommt automatisch durch körperliche Prozesse und jahrelang gesammelte Lernerfahrungen zustande.

Eine chronische Krankheit ist nun mal chronisch. Sie verschwindet nicht nach einer Woche wie ein Magen-Darm-Infekt. Deswegen ist beides auch nicht vergleichbar. Allzu häufig bekomme ich den Satz „Ich hatte eine Woche lang Magen-Darm, jetzt weiß ich, wie du dich immer fühlst" zu hören. Nein, das weißt du nicht. Vielleicht kannst du es dir jetzt besser vorstellen, vielleicht sogar nachempfinden, aber du weißt nicht, wie ich mich fühle. Du weißt nicht, wie es sich anfühlt, seit Jahren an die Toilette gebunden zu sein, abwertende Kommentare anderer Menschen zu hören, nicht ernst genommen zu werden bei deinen Beschreibungen, kleingemacht zu werden, und du weißt nicht, wie es sich anfühlt, täglich in Angst zu leben, dass es gleich wieder losgeht.

Häufig wird mir die „Henne oder Ei"-Frage gestellt. Was wohl zuerst da gewesen sei, der Reizdarm oder die Panikattacken? Ganz klar der Reizdarm. Die Ängste und letztendlich die Angststörung entwickelten sich schleichend über die folgenden Jahre hinweg. Und eins möchte ich abschließend zu diesem Kapitel sagen: Es ist echt. Das, was du fühlst, ist echt. Du bildest dir das nicht alles ein. Es ist okay. Nicht ohne Grund leiden so viele Menschen mit diagnostiziertem Reizdarm auch an einer Angststörung. Wir haben jahrelang die Erfahrung gemacht und uns in Situationen begeben, die im wahrsten Sinne des Wortes richtig scheiße liefen. Wir entwickelten über die Jahre bestimmte Denk- und Verhaltensmuster, die zu Ängsten und Vermeidungsverhalten geführt haben. Ich fühle das, wie so viele andere Menschen auch.

WELCHE ROLLE SPIELT UNSERE PSYCHE
BEIM REIZDARMSYNDROM?

„Wenn man uns daran gehindert hat, zu lernen, Nein zu sagen, sagt es vielleicht irgendwann unser Körper für uns." – Dr. Gabor Maté

Dieser Satz stellte einst mein Glaubenssystem in Bezug auf die Entstehungen von chronischen Krankheiten auf den Kopf. Das war der Anfang einer neuen Liebesgeschichte, denn seitdem lässt mich der Zusammenhang von psychischen Faktoren und chronischen Erkrankungen nicht mehr los.

Es ist noch nicht so lange her, dass die westliche Medizin den Einfluss von psychischen Faktoren auf die Entwicklung einer chronischen Erkrankung wie dem Reizdarmsyndrom nicht anerkannte. Verantwortlich dafür war die Einführung des **biomedizinischen Modells** im 19. Jahrhundert, das eine strikte Trennung zwischen körperlichen und seelischen Krankheiten vorsieht. Das Modell basiert auf der Annahme, dass Psyche und Körper unabhängig voneinander existieren und psychische Erkrankungen entweder isoliert auftreten oder als Folge von körperlichen Leiden entstehen.

Erst im 20. Jahrhundert fand ein Umdenken statt und es entwickelten sich unterschiedliche Gesundheits- und Krankheitsmodelle, **die psychische sowie soziale Faktoren bei der Entstehung einer Krankheit berücksichtigten.** Eine aus diesem Konzept entstandene Fachdisziplin war die **Psychosomatik,** die sich mit dem Einfluss psychischer und sozialer Faktoren auf den Körper auseinandersetzte. So fand man heraus, dass eine Vielzahl von Reizdarmpatient*innen in ihrer Vorgeschichte **frühe Traumatisierungen (psychischer, physischer oder sexueller Missbrauch), posttraumatische Belastungsstörungen sowie Lebensphasen mit einer stark erhöhten Stressbelastung** aufweisen. Diese Faktoren führen durch unterschiedliche Mechanismen zu einer veränderten Aktivierung bestimmter Hirnareale, die z. B. für unsere Emotionsverarbeitung und das Schmerzempfinden zuständig sind. Gleichzeitig verändern sie auf negative Weise unser Stresssystem und damit viele Körperfunktionen. Das wiederum ist einer der Hauptfaktoren, die die Entstehung chronischer Erkrankungen begünstigen.

WICHTIG

Psychische Faktoren spielen bei der Entstehung sowie bei der Aufrechterhaltung des Reizdarmsyndroms eine entscheidende Rolle. Leider gibt es noch viele Mediziner*innen, die diese Erkenntnis nicht in ihre Arbeit integriert haben.

REIZDARMSYNDROM UND PSYCHISCHE ERKRANKUNGEN:
Es gab diesen einen Moment, als Karina mir ganz überrascht erzählte, dass viele ihrer Follower*innen nicht nur an einem Reizdarmsyndrom, sondern zusätzlich auch an psychischen Erkrankungen leiden. Zu diesem Zeitpunkt ahnte sie noch nicht, dass so viele Menschen eine ähnliche Krankheitsgeschichte mit ihr teilten. Erst durch die vielen persönlichen Nachrichten und den Austausch mit ihren Follower*innen wurde ihr bewusst: „Ich bin nicht allein und viele Betroffene leiden ebenfalls an einer Angststörung."

In dem vorherigen Abschnitt wurde klar, dass psychische Faktoren eine große Rolle bei der Entwicklung des Reizdarmsyndroms spielen. **Interessanterweise kann aber auch das Reizdarmsyndrom zur Entstehung einer psychischen Erkrankung führen.** So leiden je nach Studie circa 20–70 Prozent der Reizdarmpatient*innen zusätzlich an depressiven Erkrankungen und 20–50 Prozent an Angsterkrankungen. Unter den Angststörungen wird vor allem der Panikstörung eine besondere Rolle zugeordnet, da sie bei ca. 30 Prozent der Reizdarmpatient*innen auftritt.

Diese interessante Wechselbeziehung, die zur Entstehung von psychischen Erkrankungen bei Reizdarmpatient*innen führt, beinhaltet zwei wichtige Aspekte:

1. Menschen mit einer chronischen Erkrankung sind vielfältigen psychosozialen Folgen ausgeliefert. Diese umfassen Ängste vor dem Fortschreiten der Erkrankung, Gefühle der Hoffnungslosigkeit

und des Ausgeliefertseins, Kontrollverlust sowie ein verändertes Körperbild. Gleichzeitig kommt es aufgrund der plötzlich auftretenden Darmbeschwerden zu Sicherheits- und Vermeidungsverhalten sowie zum sozialen Rückzug. Folglich berichten Betroffene vom Verlust von Freude, Selbstwert und der Entwicklung von negativen Gedanken. Dies reduziert die Lebensqualität massiv und kann damit zur Entstehung von psychischen Erkrankungen (Depression und /oder Angsterkrankungen) beitragen.

2. Sowohl psychische Störungen, hier vor allem die Panikstörung, als auch das Reizdarmsyndrom gehen mit einer Fehlsteuerung des vegetativen Nervensystems einher (dazu mehr im nächsten Abschnitt). So ist es nicht verwunderlich, dass bei Karina die erste Panikattacke im engen Zeitfenster zu ihren anfänglichen Bauchbeschwerden auftrat.

ZUSAMMENFASSUNG: Betrachten wir den Körper und die Psyche getrennt voneinander, werden wir immer nur einen Teil des Bildes sehen und das Reizdarmsyndrom nicht in seiner Gesamtheit begreifen. Denn psychische und körperliche Gesundheit stehen in einer engen Wechselbeziehung und sollten niemals getrennt voneinander betrachtet werden. Besonders erwähnenswert ist unsere Darmgesundheit, die unsere mentale Verfassung stark beeinflusst.

GRUNDLAGEN DES MENSCHLICHEN NERVENSYSTEMS

Um die Verbindung zwischen Darmgesundheit und unserem psychischen Wohlbefinden zu verstehen, mache ich einen kleinen Ausflug in die Anatomie unseres Nervensystems. Wie in der Abbildung zu sehen ist, unterteilt sich das Nervensystem in ein **Zentralnervensystem** (ZNS = Gehirn und Rückenmark) und ein **peripheres Nervensystem** (PNS). Letzteres umfasst alle Teile des Nervensystems, die nicht zum ZNS gehören. Hier wollen wir uns vor allem auf das **vegetative Nervensystem** konzentrieren, da es wichtige **Körperfunktionen wie Atmung, Verdauung und den Stoffwechsel ohne Mitbeteiligung unseres Bewusstseins reguliert.** Da es größtenteils eigenständig arbeitet, wird es auch als autonomes Nervensystem bezeichnet. Während du also nach einem leckeren Mittagessen gemütlich ein Buch liest, übernimmt das vegetative Nervensystem die Koordinierung deiner Verdauung. Angefangen von der Ausschüttung der Verdauungsenzyme bis hin zu gleichmäßigen Darmbewegungen, die den Nahrungsbrei befördern. Gleichwohl das vegetative Nervensystem hauptsächlich das Gehirn über die inneren Prozesse informiert, wie z. B. über die Beschaffenheit, die Konsistenz und den Inhalt des Nahrungsbreis, unterliegt das autonome Nervensystem der Steuerung durch das zentrale Nervensystem. **Das vegetative Nervensystem fungiert somit als Kommunikationskanal zwischen dem zentralen Nervensystem und den inneren Organen.**

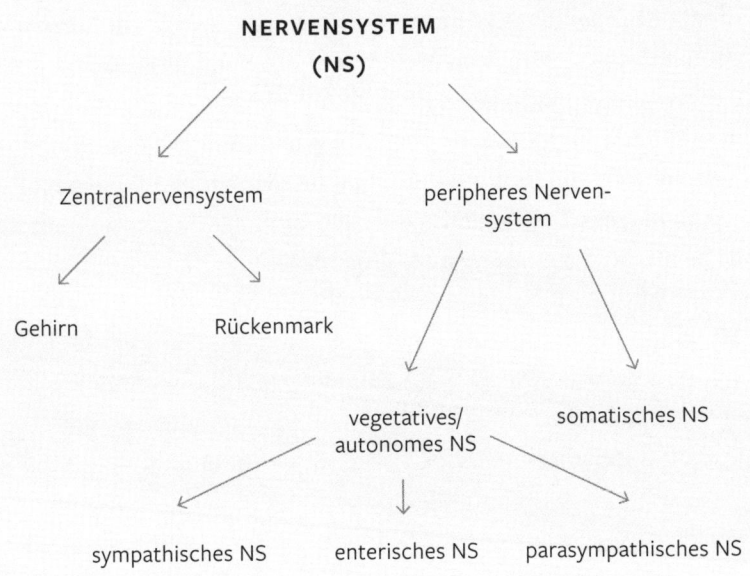

Vereinfachte bildliche Darstellung des Nervensystems

Kommen wir nun zu den **drei Hauptakteuren** des vegetativen Nervensystems:

- **der Sympathikus**
- **der Parasympathikus**
- **das enterische Nervensystem (Bauchhirn)**

Während der **Sympathikus** den Organismus in eine **erhöhte Leistungsbereitschaft** bringt und ihn so auf eine **Kampf- oder Fluchtreaktion** vorbereitet, ist der **Parasympathikus** eher für die **Ruhe- und Regenerationsphasen** zuständig. Die beiden Akteure wirken demnach als Gegenspieler, können sich jedoch in ihren Funktionen ergänzen, etwa beim Sex, wo Erregung und Entspannung gleichermaßen vorhanden sind. **Etwas anders verhält es sich mit unserer Verdauung, dort wirkt der Sympathikus hemmend und der Parasympathikus aktivierend.** Es ist nämlich nicht sinnvoll, sich während einer Fluchtreaktion mit der Verwertung von Nahrung zu beschäftigen. Es kann gut sein, dass du jetzt verwirrt feststellst, dass du in Stresssituationen eher mit Durchfall als Verstopfung reagierst. Das liegt daran, dass der Sympathikus nicht nur durch Nerven kommuniziert, die hemmend auf die Verdauung wirken, sondern auch mit Hormonen. Diese Hormone können die hemmenden Nerven überspielen und damit die Bewegung sowie die Ausscheidung von flüssigem Sekret im Dickdarm fördern. Es kommt zum typischen **Stress-Durchfall**. Letztendlich ist es sehr individuell, wie der Verdauungstrakt auf eine Stresssituation reagiert.

Merke:

- *Sympathikus = Stress und Alarmbereitschaft; wirkt hemmend auf die Verdauung*
- *Parasympathikus = Entspannung und Verdauung*

Kommen wir zum letzten Hauptakteur des vegetativen Nervensystems: **dem enterischen Nervensystem**, auch bekannt als das **Bauchhirn**. Ich kann mich noch genau erinnern, wie wir im Anatomieunterricht die einzelnen Schichten des Darms besprochen haben und ich verwundert feststellte, **dass der Darm ein eigenes Nervensystem besitzt**. Dieses Geflecht an Nervenzellen durchzieht fast den gesamten Magen-Darm-Trakt. Und das ist nicht alles, denn dieses Bauchhirn wird zwar in seiner Funktion vom vegetativen Sympathikus und Parasympathikus beeinflusst, arbeitet jedoch in großen Teilen selbstständig. Bis zu 500 Millionen Nervenzellen steuern unter anderem die Bewegung des Darms, die Durchblutung der Schleimhaut und die Regulierung des Darmimmunsystems. Folglich kann das Bauchhirn eigenständig Informationen aufnehmen, bearbeiten und Funktionen ausführen.

Aber unser Darmnervensystem kann noch weitaus mehr. Kennst du dieses Gefühl, welches aus dem Nichts kommt und irgendwo im Bauch ein lauwarmes Gefühl erzeugt? Du kannst dir nicht erklären, woher es kommt, aber auf einmal fühlt sich etwas richtig oder falsch an. Umgangssprachlich sagen wir dazu: **Bauchgefühl oder Intuition**. Dieses Phänomen wird auch dem Bauchhirn zugeordnet. Dabei ist laut Dr. Gabor Maté unser **Bauchhirn ein Teil des sensorischen Apparates** (Wahrnehmung von Reizen der verschiedenen Sinnesorgane wie z. B. vom Auge), der uns dabei hilft, unsere Umgebung zu bewerten und einzuschätzen. Welche genauen Mechanismen diesem spannenden Phänomen des Bauchgefühls zugrunde liegen, ist noch Teil der aktuellen Forschung.

Ein weiterer interessanter Aspekt ist, dass die Nervenzellen des Bauchhirns und des Gehirns über die gleichen Botenstoffe wie z. B. Serotonin kommunizieren. So ist es nicht erstaunlich, dass viele Neurowissenschaftler*innen der Meinung sind, dass sich unser Gehirn evolutionsbiologisch aus dem Bauchhirn entwickelt hat. Wir besitzen also eigentlich zwei Gehirne, die permanent miteinander in Kontakt stehen und viele Gemeinsamkeiten aufweisen. Wie genau dieser Kontakt aussieht, erfährst du im nächsten Kapitel.

WAS IST DIE DARM-HIRN-ACHSE?

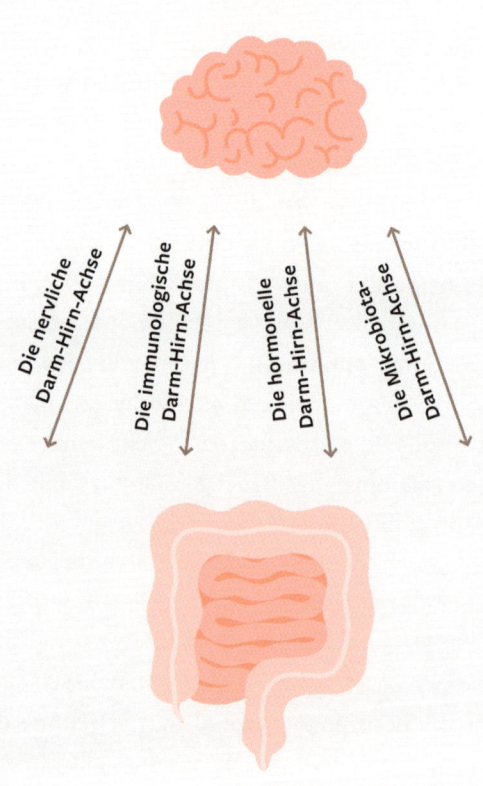

Darm-Hirn-Achse (Vereinfachte Darstellung)

Vielleicht hast du schon Schlagzeilen gelesen wie „Eine vorwiegend auf Fertigprodukten basierende Ernährung hat einen negativen Einfluss auf unser psychisches Wohlbefinden" oder „Gezielte Atemübungen haben Auswirkungen auf unsere Verdauung". Hinter diesen nicht sofort einleuchtenden Aussagen steckt die Entdeckung der sogenannten Darm-Hirn-Achse. **Sie beschreibt die in beide Richtungen verlaufende Kommunikation zwischen Darm und Gehirn.** Einen wichtigen Teil dieser Verbindung hast du bereits kennengelernt: das vegetative (autonome) Nervensystem. Erstaunlicherweise werden **die meisten Signale (ca. 90 Prozent) vom Darm an das Gehirn gesendet und nicht umgekehrt.** Wie genau diese Kommunikationswege aussehen, ist noch nicht abschließend erforscht, man geht jedoch davon aus, **dass Nerven, unser Immunsystem, Hormone sowie unsere Darmflora** eine große Rolle dabei spielen. In den nächsten Jahren wird uns die Forschung auf diesem Gebiet mehr Klarheit geben. Schon jetzt basiert der Großteil der Therapie des Reizdarmsyndroms auf der Regulation der Darm-Hirn-Achse. Genau deswegen ist es so wichtig, sich mit diesem Thema auseinanderzusetzen. Denn nur wer seine Therapiemaßnahmen versteht und nachvollziehen kann, ist bereit, diese langfristig durchzuhalten und in sein Leben zu integrieren. **Um die Darm-Hirn-Achse besser zu verstehen, stelle dir vier Telefonleitungen vor, die den Darm und das Gehirn verbinden.**

1. TELEFONLEITUNG: DIE NERVLICHE DARM-HIRN-ACHSE

Hast du schon mal vom **Vagusnerv (Nervus vagus)** gehört? Er ist eindeutig der populärste Nerv in unserem Körper. Ganze Bücher widmen sich ihm und es werden Therapien zu unterschiedlichsten Erkrankungen auf der Basis der Regulation des Vagusnervs entwickelt. Dieser parasympathisch (entspannend) wirkende Nerv ist deshalb von so großer Bedeutung, da er Verbindungen schafft, die es uns ermöglichen, **unser Bewusstsein mit Unbewusstem wie unserer Verdauung zu verbinden.** Damit können wir durch gezielte Atemübungen (bewusst) Einfluss auf unsere Verdauung (unbewusst) nehmen. Ist das nicht verrückt?

Weiterhin gilt der Vagusnerv als **innerer Beobachter**, der wie ein ausgeklügeltes Kamerasystem unser Gehirn über die permanent ablaufenden Vorgänge im Darm informiert und gleichzeitig mithilfe des zentralen Nervensystems Einfluss auf die Verdauungsprozesse ausübt. Eine weitere Besonderheit vom Vagusnerv ist die Mitbeteiligung an der **zwischenmenschlichen Kommunikation** sowie der **Regulation unserer Emotionen.** Dies entsteht einerseits durch die enge Verbindung zu anderen wichtigen Hirnnerven, die z. B. für unsere Mimik, Augenbewegungen und Stimme zuständig sind, und der gleichzeitigen Verbindung zu Gehirnarealen, die für die Verarbeitung von

Emotionen mitverantwortlich sind. Aus diesem Grund wird er auch als **sozialer Vagusnerv** bezeichnet.

Somit schafft es dieser Wundernerv Körperstrukturen zu verbinden, die eigentlich nichts miteinander zu tun haben. Das wiederum ermöglicht uns, durch **spezielle Übungen (z. B. Summen von Tönen) Einfluss auf den Vagusnerv zu nehmen und damit unsere Verdauung zu regulieren.** Deshalb werden wir diesem wundervollen Nerv auch im Kapitel „Therapie" (Seite 155) unsere Aufmerksamkeit widmen.

2. TELEFONLEITUNG: DIE HORMONELLE DARM-HIRN-ACHSE

Chronischer Stress stellt in unserer modernen Welt einen wichtigen **Risikofaktor** für die Entwicklung chronischer Erkrankungen wie das Reizdarmsyndrom dar. Die aktuelle Forschung beschäftigt sich derzeit intensiv mit der **Wechselbeziehung zwischen Stress** und **unserer körperlichen sowie psychischen Gesundheit.** So konnte in einer Studie gezeigt werden, dass Reizdarmpatient*innen, die während des Beobachtungszeitraums von sechs Monaten unter chronischem Stress litten, keine Besserung ihrer Beschwerden zeigten. Im Vergleich dazu besserten sich die Beschwerden bei 44 Prozent der Patient*innen, die während der Studiendauer keinem chronischen Stress ausgesetzt waren. Genau deshalb stellt **Stressmanagement eine wichtige Therapiesäule** in der Behandlung des Reizdarmsyndroms dar. Lass uns gemeinsam die Auswirkungen von chronischem Stress auf die Darmgesundheit anschauen. Wir wissen bereits, dass sich Stress negativ auf die Verdauung auswirkt. Dies geschieht einerseits durch die **Hemmung des Vagusnervs (Parasympathikus)** und andererseits durch die **Aktivierung des Stresssystems (Sympathikus).** Unser Stresssystem ist sehr komplex, aber wir können es in ein durch Nerven und ein durch Botenstoffe kommunizierendes Netzwerk aufteilen. Beim Letzteren kommuniziert das zentrale Nervensystem mithilfe von sympathischen Hormonen (Cortisol und Adrenalin) mit unserem Darm. Den Knotenpunkt bildet dabei die Nebenniere. Sie bekommt Anweisungen für die Produktion der beiden Stresshormone aus dem sympathischen Nervensystem. Diese und weitere Stresshormone gelangen dann über die Blutbahn in den Darm und beeinflussen unsere Darmgesundheit maßgeblich.

DABEI SIND DREI VERÄNDERUNGEN WICHTIG:

1. Reduzierte Verdauungsfähigkeit: Dazu kommt es, da die Blutversorgung der Verdauungsorgane herunterreguliert wird und zusätzlich weniger Speichel und Verdauungsenzyme gebildet werden.

2. Ausbildung einer gestörten Barrierefunktion des Darms: Chronischer Stress führt auf verschiedenen Wegen zu einer Permeabilitätsstörung des Darms. Häufig wird diese Dysfunktion umgangssprachlich auch als **Leaky Gut** (durchlässiger Darm) bezeichnet. Dies entsteht einerseits durch die Lockerung der Zellverbindungen (Tight Junctions) zwischen den Darmepithelzellen oder andererseits in Zusammenhang mit anderen strukturellen bzw. funktionellen Schädigungen der Darmschleimhaut. Jüngste Studien zeigen, dass eine beträchtliche Zahl der Reizdarmpatient*innen eine Permeabilitätsstörung des Darms aufweisen. Die Folge eines durchlässigen Darms ist die Aktivierung des darmassoziierten Immunsystems. Und ein hyperaktives Immunsystem, das mit einer erhöhten Entzündungsneigung einhergeht, begünstigt die Entstehung von chronischen Erkrankungen.

3. Entwicklung einer Dysbiose (Darmflorastörung): Langanhaltender Stress reduziert die Vielfalt unserer nützlichen Darmbakterien und erhöht die Anzahl der entzündungsfördernden Bakterien. Es kommt zu einer sogenannten Dysbiose (Darmflorastörung). Eine geringere Artenvielfalt des Darmmikrobioms ist wiederum mit einer niedrigeren Stresstoleranz verbunden. An einem Tiermodell mit keimfreien Mäusen konnte gezeigt werden, dass sie unter Stress mit einer verstärkten Cortisolausschüttung reagieren. Wurden die Därme der Mäuse jedoch im Nachgang mit Bifidobacterium infantis (einer nützlichen Bakterienart) besiedelt, reduzierte sich auch die Cortisolausschüttung – sie hatten also weniger Stress.

Merke: Stress verändert zum einen unsere Darmflora und führt gleichzeitig zu einer gestörten Barrierefunktion des Darms. Diese beiden Gegebenheiten verursachen eine chronische Aktivierung des Immunsystems, das wiederum mit einer erhöhten Entzündungsneigung im Körper einhergeht. Gleichzeitig wissen wir, dass einige Reizdarmpatient*innen in Studien sowohl eine gestörte Barrierefunktion als auch eine erhöhte Aktivität des darmassoziierten Immunsystems aufweisen.

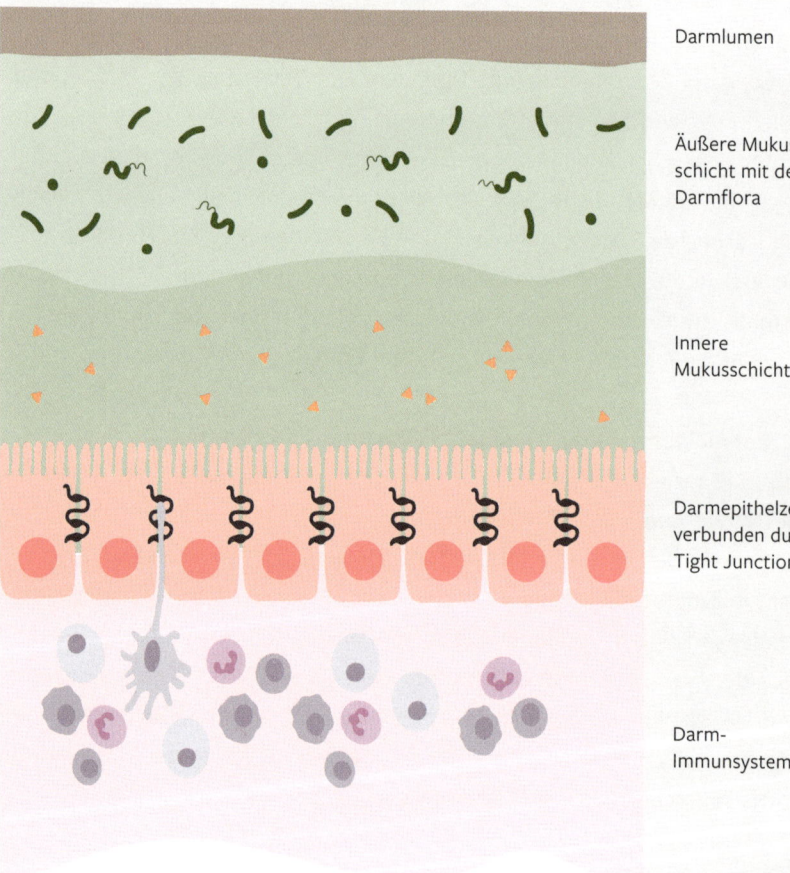

Darmlumen

Äußere Mukusschicht mit der Darmflora

Innere Mukusschicht

Darmepithelzellen verbunden durch Tight Junctions

Darm-Immunsystem

Aufbau einer intakten Darmschleimhaut

3. TELEFONLEITUNG: DIE IMMUNOLOGISCHE DARM-HIRN-ACHSE

Wusstest du, dass **ca. 70 Prozent unserer Immunzellen im Darm** sitzen? Als Wächter sitzen sie direkt unter der Darmschleimhaut. Dieser Teil des Immunsystems wird auch als **darmassoziiertes Immunsystem** bezeichnet. Durch die enge Verbindung zum Verdauungskanal können potenziell gefährliche Stoffe, die in den Körper gelangen, direkt vom Immunsystem erkannt werden. So hat das Immunsystem des Darms die große Aufgabe wie ein **Türsteher** Fremdkörperstrukturen und Mikroorganismen in „gut" und potenziell „böse" zu sortieren und gefährliche Krankheitserreger zu eliminieren. Gleichzeitig sollte ein gut funktionierendes Immunsystem nicht nur bei der Bekämpfung von Erregern sehr effizient sein, sondern auch eine hohe Toleranz gegen Nahrungsbestandteile aufweisen und sie nicht fälschlicherweise als lebensbedrohlich einstufen. Die Voraussetzung für eine einwandfreie **Arbeit des Immunsystems ist jedoch von einer intakten Darmbarriere, die aus einer vielfältigen Darmflora, einer darunterliegenden Schleimschicht sowie der Darmwand besteht, abhängig.**
Leider weisen einige Reizdarmpatient*innen keine solch gut funktionierende Darmbarriere auf. Damit reduziert sich die Toleranz des Immunsystems, sodass harmlose Lebensmittelbestandteile als gefährlich eingestuft werden und zu einer Aktivierung des Immunsystems beitragen. **So ist es nicht verwunderlich, dass vor allem Reizdarmpatient*innen von unspezifischen Nahrungsmittelunverträglichkeiten betroffen sind.**
Zusätzlich kommen Bakterien und deren Bestandteile, die vorher die Darmschleimhaut nicht passieren konnten, in Kontakt mit unserem Immunsystem. Die Folge ist eine erhöhte Immunaktivierung, die sich mit einer Vermehrung von Immunzellen in der Darmwand sowie einer erhöhten Freisetzung von entzündungsfördernden Botenstoffen (Zytokinen) zeigt. Einerseits gelangen die Zytokine in das Blutkreislaufsystem, passieren die Blut-Hirn-Schranke und aktivieren das Immunsystem des Gehirns. Andererseits kommunizieren Zytokine indirekt über den Vagusnerv mit dem Gehirn, um es schnellstmöglich über potenzielle Infektionen im Darm zu informieren. So ist im **akuten Krankheitsfall die Aktivierung des Immunsystems unseres Gehirns physiologisch und sinnvoll**, denn dadurch entsteht das sogenannte Sickness Bahavior (Krankheitsverhalten).

Dazu gehören starke Müdigkeit, Angstverhalten, depressive Verstimmung und Appetitlosigkeit. Diese Symptome zwingen den oder die Erkrankte*n sich auszuruhen und den Körper optimal bei der Krankheitsbewältigung zu unterstützen. Nach einer überstandenen Magen-Darm-Infektion beruhigt sich sowohl das darmassoziierte als auch das Immunsystem des Gehirns und du fühlst dich wieder wohl und möchtest am gesellschaftlichen Leben teilhaben. Dieser so wichtige Mechanismus kann jedoch zum Verhängnis werden, wenn durch eine Darmpermeabilitätsstörung das darmassoziierte Immunsystem dauerhaft aktiviert ist und folglich auch das Immunsystem des Gehirns. Die daraus entstehenden **neuronalen Veränderungen** sehen viele Wissenschaftler*innen unter anderem mitverantwortlich bei der Entstehung von psychischen **Erkrankungen**. Dies könnte einer der Gründe sein, weshalb Reizdarmpatient*innen gehäuft an Depressionen leiden.

WICHTIG

Nicht alle Reizdarmpatient*innen weisen eine Darmpermeabilitätsstörung auf. Und nicht jede Depression oder Angsterkrankung ist auf eine chronische Immunaktivierung durch eine Darmpermeabilitätsstörung zurückzuführen.

Merke: gestörte Darmbarriere → Nahrungsmittelmoleküle sowie Bestandteile von Bakterien können die Darmbarriere durchdringen → aktivieren das darmassoziierte Immunsystem → chronische Neigung zu Entzündungsreaktionen, unter anderem auch im Gehirn, gehäuftes Auftreten von Nahrungsmittelintoleranzen oder -allergien

4. TELEFONLEITUNG: DIE MIKROBIOTA-DARM-HIRN-ACHSE

Bevor wir in dieses spannende und revolutionäre Forschungsgebiet einsteigen, klären wir, was unter dem Begriff Mikrobiota und Mikrobiom zu verstehen ist. Häufig werden die Begriffe synonym verwendet, es ist aber wichtig, sich kurz mit den Begriffen auseinanderzusetzen, um ein klares Verständnis für dieses interessante Themengebiet zu erlangen.

Die **Mikrobiota** bezeichnet die Gesamtheit aller Mikroorganismen an einem bestimmten Ort, z. B. Darm oder Haut, während das **Mikrobiom** die Gesamtheit **aller Mikroorganismen** wie z .B. Bakterien, Viren, Pilze und Parasiten mitsamt ihrer Gene **im ganzen Organismus** umfasst. Da wir im nächsten Abschnitt über die **menschliche Darmflora** sprechen, werde ich unter anderem den Begriff der **intestinalen Mikrobiota** verwenden.

Aber jetzt mal langsam, kannst du dir überhaupt vorstellen, dass Billionen von Bakterien (ca. 1–2 kg!) deinen Darm bewohnen? Diese Darmbewohner leben mit uns in einer **Symbiose**. Das bedeutet, wir profitieren gegenseitig von unserer Wohngemeinschaft. Während sich die Bakterien an unseren Speisen bedienen, sind sie wichtig für vielfältige Funktionen in unserem Organismus. Dies reicht von der Vitaminproduktion bis hin zur Unterstützung bei der Verwertung von schwer verdaulichen Pflanzenstoffen.

Außerdem bilden einige Bakterienstämme **wertvolle bioaktive kurzkettige Fettsäuren (short chain fatty acids, SCFA)**, die als Stoffwechselendprodukte bei der Fermentation von Ballaststoffen entstehen. Dabei wird der Buttersäure eine besondere Rolle zugeordnet. Sie unterstützt unsere Darmgesundheit und hat folgende Aufgaben:

- bildet eine wichtige Energiequelle für unsere Darmschleimhaut
- stabilisiert unsere Darmbarriere
- reguliert das darmassoziierte Immunsystem

Darüber hinaus sind die kurzkettigen Fettsäuren ein wichtiger Dreh- und Angelpunkt in der Darm-Hirn-Kommunikation. Sie wirken sowohl direkt, indem sie die Blut-Hirn-Achse passieren, als auch indirekt durch die Stimulation des Vagusnervs auf unsere Gehirnfunktionen. Studien zeigen einen klaren **Zusammenhang zwischen der Konzentration von kurzkettigen Fettsäuren und der Entwicklung von stoffwechselbedingten, psychiatrischen und autoimmunen Erkrankungen**. Aber auch Reizdarmpatient*innen zeigen ein verändertes Muster der kurzkettigen Fettsäuren im Stuhl. Ursächlich für diesen Stuhlbefund ist mit großer Wahrscheinlichkeit eine Dysbiose bzw. ein Ungleichgewicht (Darmflorastörung, weniger gute Darmbakterien, die kurzkettige Fettsäuren produzieren), das bei Reizdarmpatient*innen gehäuft vorkommt.

Des Weiteren werden auch Veränderungen der Zusammensetzung anderer Substanzen (Metaboliten der Darmmikrobiota), die als Zwischenstufen oder als Abbauprodukte von Stoffwechselvorgängen entstehen vom Vagusnerv registriert und an das Gehirn weitergeleitet. Das bedeutet, dass **jegliche Manipulation an der intestinalen Mikrobiota** wie durch Probiotika, Antibiotika und Ernährungsumstellung **indirekt auch Einfluss auf unsere Gehirnfunktionen hat**. Genau dieser Zusammenhang wird aktuell bei der Behandlung psychiatrischer Erkrankungen erforscht. Man geht davon aus, dass die **Zusammensetzung der Darmflora ein wichtiger Hauptregulator in den vielfältigen Funktionen des Nervensystems darstellt**, die bei psychischen Erkrankungen und auch beim Reizdarmsyndrom eine Störung aufweisen. Erste vielversprechende Studien zeigen einen klaren Nutzen von Probiotika bei Depressionen. Interessanterweise können nach einer Vagotomie (Durchtrennung des Vagusnervs) diese positiven Ergebnisse nicht nachgewiesen werden. So kann man stark davon ausgehen, dass der Vagusnerv als direkter Vermittler in der Mikrobiota-Darm-Hirn-Achse fungiert.

WICHTIG

In der Wissenschaft wird immer häufiger die Darm-Hirn-Achse um das Wort „Mikrobiota" ergänzt. Somit sprechen Forscher*innen von der Mikrobiota-Darm-Hirn-Achse. Ursächlich dafür ist der durch viele Studien nachgewiesene Einfluss unserer Darmmitbewohner auf die einzelnen Darm-Hirn-Verbindungen.

ZUSAMMENFASSUNG: Die Darm-Hirn-Achse zeigt eindrücklich, wie Gehirn und Darm auf vielfältige Weise miteinander kommunizieren. So ist es im menschlichen Organismus schwierig, die einzelnen Systeme voneinander zu trennen, da sie miteinander verflochten sind und sich gegenseitig beeinflussen. Die Wissenschaft ist überzeugt, dass die intensive Erforschung der Darm-Hirn-Achse uns noch weitere Therapieansätze liefert, die bei der Behandlung von vielen chronischen Erkrankungen wie psychiatrischen Erkrankungen sowie des Reizdarmsyndroms eine große Rolle spielen werden.

WARUM MÄNNER KACKEN DÜRFEN, ABER FRAUEN MAL „FÜR KLEINE MÄDCHEN" MÜSSEN

Über diese Formulierungen habe ich häufig nachgedacht. Jeder Mensch geht auf die Toilette. Jeder Mensch hat Stuhlgang. Jeder Mensch hat auch irgendwann mal Durchfall, Verstopfung oder Blähungen. Wir müssen uns entleeren, denn es ist eine Notwendigkeit des Körpers. Warum also schämt man sich so stark dafür? Und warum besteht so ein großer Unterschied zwischen Mann und Frau in der Akzeptanz dieser Themen?

Vor allem bei Frauen ist es gesellschaftlich weitaus weniger angesehen, wenn sie offen über ihre Darmbeschwerden sprechen. Bei Männern wird darüber gelacht, sie können offener kommunizieren, ohne angeekelte Blicke zu erhalten. Natürlich ist das generalisiert, aber ich habe immer wieder im echten Leben und auf Social Media die Erfahrung gemacht, dass es eine unheimliche Diskrepanz zwischen Mann und Frau gibt: Frauen werden so sozialisiert, dass eigene Körpergerüche oder Exkremente eklig seien, dass diese still und heimlich beseitigt gehören. Dass Frauen, die offen über diese Themen kommunizieren, unhygienisch seien, nicht die in der Gesellschaft verankerte Rolle der sauberen, reinen Frau wiederspiegeln.

In meinem Kopf existierte lange der Glaube, dass mich Männer nicht schön finden würden, wenn sie von meinen Darmbeschwerden wüssten. Dass ich ihnen nicht gefallen würde. Es fiel mir immer leichter, mich mit Frauen auszutauschen und mit ihnen Zeit zu verbringen. Lange Zeit konnte ich nicht bei Freundinnen sein, wenn deren jeweiliger Freund auch zu Hause war. Ich hatte immer Angst, dass eine Reizdarm-Session einsetzen und der Freund das mitbekommen würde. Obwohl ich nie das Bedürfnis hatte, den Freunden meiner Freundinnen zu gefallen, löste es dennoch ein großes Unbehagen in mir aus. Auch wenn ich mit anderen Männern unterwegs war, in einem Auto fuhr oder in einer großen Gruppe was unternahm, fühlte ich mich unwohl dabei.

Ich erinnere mich gut daran, als Fabio (seines Zeichens jetzt mein Freund) beim dritten Date hörbar laut pupste. Wir mussten lachen, und er fügte noch hinzu: „Oh, hier sind wohl Frösche." Die Situation war damit abgehakt. Ich bin mir aber sicher, dass ich mich, wenn ich laut gepupst hätte, in Grund und Boden geschämt hätte. Drei Tage später wäre mir diese peinliche Situation immer noch durch den Kopf gegangen, jedes Mal hätte ich bei der Erinnerung Gänsehaut bekommen.

In der Anfangszeit haben wir viel Zeit bei Fabio in der WG verbracht, aber ich wollte auf gar keinen Fall bei ihm auf die Toilette gehen. Fünf Gehminuten entfernt lag mein Fitnessstudio und direkt daneben ein McDonald's. Häufig malte ich mir aus, wie ich dorthin gehen würde, um bloß nicht bei ihm auf Toilette gehen zu müssen. Sein Mitbewohner hatte auch eine neue Freundin. Wenn die Jungs am Wochenende zu ihrem Fußballspiel aufbrachen, rannten wir beide, sobald sich die Haustür hinter ihnen schloss, aus unseren jeweiligen Zimmern um die Wette zur Toilette, weil wir so dringend kacken mussten.

Die ersten Monate konnte ich nicht bei Fabio schlafen, weil ich im Schlaf keine Kontrolle über mich und meinen Darm habe. Ich hatte Angst, dass ich im Schlaf pupsen musste, sodass er das mitbekommen würde. Eine Freundin von mir datete einen Mann und übernachtete seit einer Woche bei ihm. Sie schrieb mir: „Kiki, ich muss so unfassbar dringend auf Klo. Ich kann aber einfach nicht gehen. Was, wenn er mich hört oder direkt nach mir auf Toilette geht und das dann riecht? Was, wenn er das dann deswegen mit mir beendet?" Eine andere Freundin hatte ernst zu nehmende und schmerzhafte Koliken, als sie anfing, ihren jetzigen Freund zu daten – so stark, dass sie deswegen ins Krankenhaus musste. Es zog sich bei ihr sogar bis hoch ins Herz, weil sich so dermaßen viel Luft in ihrem Bauch angesammelt hatte.

Ich muss ein wenig schmunzeln, während ich diese Zeilen schreibe: Denn WIE bescheuert ist das bitte? Ich kann es so gut nachempfinden, heute noch, aber wieso quälen wir uns durch Treffen oder durch Nächte, nur weil wir verhindern wollen, dass der Partner oder die Partnerin mitbekommt, dass wir das menschlichste der Welt machen (müssen)?

Wir alle kennen doch diese Situationen: Man ist in einem leisen Raum, auf einem Date, schaut gemeinsam einen Film oder sitzt in einer Vorlesung, aber auf einmal macht der Darm Geräusche – er verdaut, grummelt und blubbert, er arbeitet also. Selbst dafür schämen sich unheimlich viele Menschen. Das heißt, man muss noch nicht mal vom Furzen oder Kacken ausgehen, das Schamgefühl setzt bereits ein, wenn unser Darm auch nur Geräusche macht. Unser Darm ist unfassbar faszinierend, arbeitet Tag und Nacht, aber wir bekommen davon selten etwas mit, aber schämen uns dann dafür, wenn er mal ein paar Geräusche macht?

Hast du auch schon mal Musik auf Toilette laufen lassen, Klopapier ins Wasser geworfen, die Spülung gedrückt oder gehustet, damit andere Menschen die Geräusche nicht mitbekommen? Wie paradox ist das bitte, dass wir doch alle wissen, was wir jeweils auf der Toilette machen. Jedem Menschen ist bewusst, dass wir kacken, furzen und pinkeln müssen, aber dennoch schämen wir uns unglaublich dafür. Männer wie Frauen.

Ich spreche seit ca. anderthalb Jahren offen auf Instagram über mein Leben mit Reizdarm und Panikattacken. Dabei nehme ich kein Blatt vor den Mund und nenne die Dinge beim Namen: Kacke, Fürze, Verstopfung – für mich mittlerweile ganz normale Ausdrücke wie Blumen, Kochtopf, Gummistiefel. Das war aber auch mal anders. Viele Jahre lang schämte ich mich unbeschreiblich doll für die Darmbeschwerden, den Durchfall, die Blähungen und den aufgeblähten Bauch. Diese Themen sind auch einfach unschön, denn es stinkt, sieht nicht schön aus, vermittelt Verletzlichkeit und Krankheit. Viele Jahre lang zog ich mich zurück, sprach mit kaum jemandem über meine Probleme und fühlte mich überhaupt nicht wohl in meiner Haut, fühlte mich unsexy, unweiblich und unästhetisch.

Ich überlegte mir Lügen, um Treffen abzusagen oder Ausflüge verpassen zu können. „Habe Migräne", sagte ich oft. Obwohl das natürlich gelogen war, aber für Kopfschmerzen schämt man sich nicht, muss man auch nicht. An Kopfschmerzen ist nichts unsexy, unweiblich oder unästhetisch. Also wurde das meine Go-to-Ausrede. Das ging auch eine Zeit lang gut, aber natürlich wussten meine Freund*innen irgendwann, dass ich log. Eine offene Kommunikation hätte mir damals viel Ärger, Schuldbewusstsein und Misstrauen erspart.

Mit dem Schritt, offen im Netz über meine Darmbeschwerden zu sprechen, fiel mein Schamgefühl immer mehr ab. Ich bekomme dafür auch kaum

Gegenwind, selten lese ich Nachrichten von Menschen, die es nicht gut finden, was ich mache und wofür ich mich einsetze, richtig Hate bekomme ich auch wirklich nicht. Dabei war das immer eine meiner Ängste – die vor negativen, abwertenden Kommentaren, vor Menschen, die sich lustig darüber machen würden, wie ich über meine Krankheit und den damit verbundenen Darmbeschwerden spreche. Im Gegenteil, meine Follower*innen sind supersensibel und würden sich niemals darüber lustig machen, denn sie wissen, wie ich mich fühle. Wenn aber mal ein Video von mir viral geht und andere Menschen erreicht, die nicht in meiner Bubble sind, bekomme ich häufig abwertende Kommentare von Menschen ... *hust* ... Männern.

Sie sind verletzend, sexistisch und abwertend.

Ich zeige dir mal ein paar Kommentare, die ich im Laufe der Zeit unter meinen Beiträgen und Videos lesen musste. (Diese werden übrigens direkt gelöscht und die Profile blockiert, daher findest du die dort nicht mehr.)

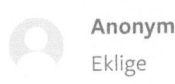

Anonym
Eklige

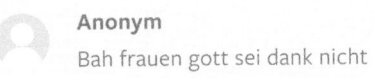

Anonym
Bah frauen gott sei dank nicht

Anonym
Deswegen schämt man sich auch nicht. Ist halt mega eklig und man muss es nicht jedem auf die „Nase" binden.

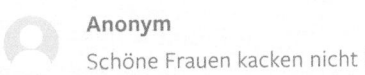

Anonym
Schöne Frauen kacken nicht !

Anonym

NEEEEEIIIIIIIIINNNNNNNNNN! Warum? Musstest du unbedingt mein Weltbild zerstören? Frauen kacken nicht. Da kommen Regenbogen raus.

Anonym

Ne, wir reden nicht drüber. Alles bleibt so wie es ist, auch wenn's normal ist, muss man nicht über jedes fucking Thema immer reden

Anonym

Das ist ja ekelhaft

Anonym

und so welche Fragen sich wieso sie kein Freund bekommen

Anonym

das schlimme ist... Jede wird genagelt ... gibt immer einen der Not und Druck hat!

Grundsätzlich finde ich, dass jede*r selbst entscheiden kann, ob und wie er oder sie über Darmbeschwerden sprechen möchte. Ich finde es völlig in Ordnung, wenn man das nicht möchte. (Auch wenn es mein Leben und das Leben vieler anderer mit chronischen Darmerkrankungen ziemlich erleichtern würde). Was ich aber nicht in Ordnung finde, ist, wenn man Menschen beleidigt, kleinmacht oder kritisiert, die sich dazu entschieden haben, offen darüber zu sprechen – sei es auf Social Media oder im echten Leben.

Es tut doch schließlich niemandem weh, wenn offen darüber kommuniziert wird. Wieso stört es so viele Menschen ... *hust* ... Männer, wenn Frauen darüber sprechen? Sie erfahren doch keinerlei Nachteile dadurch, es beeinflusst ihr Leben doch in keinster Weise? Ich finde es nicht okay, wenn hier so sehr zwischen Mann und Frau unterschieden wird, wer über etwas reden darf und wer eben nicht. Ich darf genauso offen über meine Ausscheidungen sprechen wie mein Partner. Ich frage mich häufig, woran es liegt, dass Frauen für kleine Mädchen gehen, Blumen oder Glitzer ausscheiden, Regenbögen produzieren oder Rosenduft hinterlassen sollen. (Da werde ich gleich wieder ganz aggro schon nur beim Schreiben. So ein Bullshit!) Welche Gründe gibt es dafür, dass einige Männer so davon getriggert werden, wenn ich offen über Darmbeschwerden spreche? Diesen Fragen wollte ich auf den Grund gehen, also durchforstete ich das Internet nach möglichen Erklärungen für dieses Phänomen.

Erst einmal fand ich heraus, dass es einen Begriff für das Schamgefühl in Bezug auf das Kacken gibt: die sogenannte Parcopresis. Ich bin ein Fan davon, die Dinge beim Namen zu nennen und betiteln zu können. Ich finde, sobald es für etwas einen offiziellen Namen gibt, weiß man, dass man damit nicht allein ist. Das wiederum hilft bei der Einordnung.

Parcopresis ist also die Angst, hörbar vor anderen Menschen auf der Toilette Kot abzulassen. Diese kann auf öffentlichen Toiletten einsetzen, aber auch zu Hause, im Büro oder bei Freund*innen, wenn man das Gefühl hat, sie könnten Geräusche hören oder den Stuhlgang riechen. Daraus resultiert, dass Menschen nicht auf Toilette gehen können und es „einhalten". Daraus können sich wiederum starke Ängste entwickeln. Forscher*innen zufolge kann es sich hierbei um eine soziale Angststörung handeln. Außerdem wird vermutet, dass diese häufiger bei Frauen als bei Männern auftrete, was meine Beobachtungen und Erfahrungen untermauert.

Die Angst, vor anderen Menschen zu kacken, ist dabei nicht die Ursache dieser Probleme, sondern diese liegt in unserer Sozialisierung. Schon früh erfahren wir die Rollenbilder von Mann und Frau. Durch gesellschaftliche Normen wird Frauen bereits im jungen Alter eingetrichtert, dass man nicht über pupsen, rülpsen oder kacken sprechen dürfe, dass sich das „nicht gehört" – durch Zeitschriften, Filme, Erziehung, Vorleben der Eltern oder Erfahrungen im Kindergarten oder der Schule. Während Jungs um die Wette furzen und sich abfeiern für die lautesten Geräusche, sollten es Mädchen möglichst für sich behalten.

Ich habe einen Moment in meiner Kindheit vor Augen, in dem ich eine immense Scham verspürte. Heute noch denke ich ab und zu über diese Situation nach, wenn ich mal wieder philosophiere, wieso sich so viele Frauen, including me, für ihre Darmbeschwerden schämen: Ein Junge schupste mich spielerisch gegen eine Wand und drückte mir dabei mit seiner Hand in den Bauch. Dabei rutschte mir ein Pups raus. Die ganze Klasse brach in schallendes Gelächter aus und die Jungs brüllten durch den Klassenraum, dass Kiki gepupst hätte. Noch Tage später machten sie Witze darüber. Ich wollte im Erdboden versinken, ich spürte, wie rot mein Gesicht wurde, mein Herz pochte mir bis zum Hals. Ich wollte mich verstecken und weinen. Gleichzeitig konnten die Jungs so viel vor uns furzen, wie sie wollten – das war total normal.

Einerseits sind natürlich der gesellschaftliche Druck und das Schamgefühl eine riesige Belastung. Aber erahnst du ein weiteres Resultat, das andererseits daraus erwachsen kann, wenn nicht über Stuhlgang und Darmbeschwerden gesprochen wird? Unentdeckte Krankheiten. Ich erhalte so häufig Nachrichten von Frauen, die sich nicht zu ihren Ärzt*innen trauen, weil sie sich so für ihre Beschwerden schämen. Das ist unfassbar gefährlich, denn es können lebensbedrohliche Krankheiten hinter diesen Darmbeschwerden stecken: Morbus Crohn, Colitis Ulcerosa, Endometriose oder Tumore sind nur einige davon. Mit der Reproduktion der in der Gesellschaft verankerten Rolle der reinen, sauberen und schönen Frau, die niemals kacken muss und nur Glitzer und Rosenblätter ablässt, verstärken wir den Effekt dass Krankheiten nicht entdeckt werden. Die Anzahl der Frauen mit Darmproblemen ist heutzutage enorm hoch. Die Dunkelziffer noch weitaus höher. Ich sehe es also als Notwendigkeit an, dass diese Stereotype und patriarchalen Strukturen durchbrochen werden. Auf dass wir endlich einfach kacken und zu Ärzt*innen gehen können, wenn es uns nicht gut geht. Bitte, danke, tschüss.

Für mich gehört dieses Thema mit zum Thema der Gleichberechtigung. Ein feministisches Statement. Ich möchte, dass unabhängig vom Geschlecht offen über Darmbeschwerden und Stuhlgang gesprochen werden kann. Unabhängig vom Geschlecht, dem man sich zugehörig fühlt, sollte sich niemand schämen für die menschlichsten und normalsten Dinge, ohne die unser Körper nicht funktionieren würde. Wir müssen früh mit der Aufklärung zu diesem Thema anfangen, in Kindergärten und Schulen. Wir müssen mehr über diese Themen in Medien diskutieren. Stereotype sollten nicht reproduziert werden, beispielsweise in Filmen und Serien. Öffentliche Toiletten sollten privater ausgestattet werden, beispielsweise durch Wände bis zum Boden oder Hintergrundmusik. Es würde mein Leben und das Leben vieler anderer, vor allem das von Frauen, deutlich angenehmer machen.

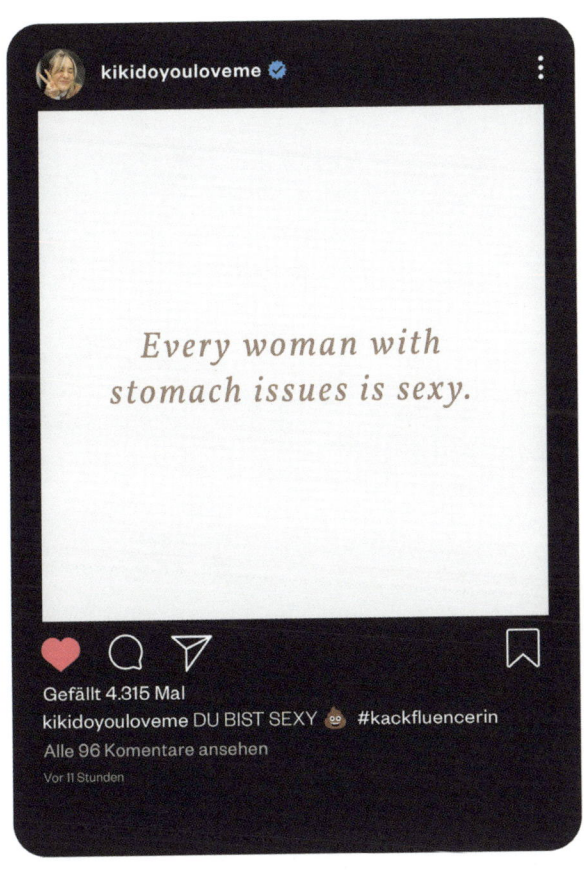

KAPITEL 4

BAUCHGEFÜHLE

BEZIEHUNGEN UND REIZDARM

In diesem Kapitel möchte ich dir darüber berichten, inwiefern meine Krankheit eine Auswirkung auf meine Freundschaften und Beziehungen hat. Denn sie beeinflusst nicht nur mein Leben, sondern auch das Leben meines Partners, meiner Freund*innen und meiner Familie. Der Umgang damit ist nicht immer leicht für beide Seiten, aber gleichzeitig kristallisiert sich schnell heraus, welche Menschen wirklich an dir Interesse haben und gern Zeit mit dir verbringen – selbst wenn das nur zu Hause auf der Couch ist.

Eine der am häufigsten gestellten Fragen auf meinem Instagram-Kanal lautet: Wie schaffst du es, trotz Reizdarm eine richtige Beziehung zu führen? Ich habe dir bereits im ersten Kapitel einen Einblick in das Leben der sechzehnjährigen Kiki gegeben. Während meine Freundinnen jedes Wochenende auf Partys und Dates gingen, Jungs kennenlernten und erste feste Beziehungen hatten, zog ich mich komplett aus dem Datingleben zurück – jedenfalls im echten Leben. Denn wo kann man schließlich am besten jemand sein und sich als Persönlichkeit darstellen, die man im echten Leben eigentlich gar nicht ist? Aspekte über sich selbst verheimlichen? Menschen kennenlernen, ohne dass man sie in Wirklichkeit sehen muss? Richtig. Auf Instagram. Damals war ich sogar auch noch regelmäßig auf Facebook unterwegs, lernte Jungs kennen und schrieb tage- und nächtelang mit ihnen. Ich lernte sie kennen und sie lernten mich kennen. Und nein, damit meine ich nichts Sexuelles. Schon damals faszinierte es mich, wie verbunden man sich auch beim reinen

Schreiben mit Menschen fühlen kann. Ich schrieb beispielsweise immer über einen längeren Zeitraum mit nur einem Jungen und baute jeweils zu ihm eine richtige Bindung auf, zumindest soweit das über Chat, Facetime-Anrufe oder Telefonate eben möglich ist. Wir schrieben den ganzen Tag, von „Guten Morgen" bis „Gute Nacht". Ich erzählte von mir, von dem, was ich gerade tat, wer ich war, wer ich sein wollte – und bekam das Gleiche zurück. Nur eine Sache erzählte ich nie: von meiner Krankheit. Klar wollten sich einige irgendwann mit mir treffen, das Verlangen war beidseitig groß, den Menschen, mit dem man seit Monaten täglich schrieb und telefonierte, auch in echt kennenzulernen.

Sobald sich aber ein Junge mit mir treffen wollte, druckste ich herum, erfand Ausreden oder sagte spontan ab. Zu einer richtigen Beziehung kam es nie, denn ich mied den Schritt, mich mit den Jungs im echten Leben zu treffen. Zu groß war mein Schamgefühl, darüber zu sprechen, oder die Angst, die Person könnte mitbekommen, dass ich auf Toilette gehen musste.

VON „IT'S A MATCH" BIS ZU „OH SHIT"

―――――――

DATING MIT REIZDARM

Ein kleiner Exkurs zu meinem ersten richtigen „Date". (Die Gänsefüßchen sind hierbei bewusst gesetzt, denn das war vieles, aber kein Date.) Ich war sechzehn und schrieb bereits seit einigen Monaten mit einem jungen Mann, nennen wir ihn Leon. Er war Fußballspieler beim HSV, unfassbar gutaussehend, posierte gern mit seinem Auto auf Instagram (damals fand ich das absolut cool) und fragte mich immer wieder nach Treffen. Glaubt mir, ich habe ihm so oft abgesagt, mir die blödesten Ausreden ausgedacht oder ihn spontan versetzt. Irgendwann konnte ich mich überwinden und ließ mich auf ein Treffen ein.

Ich war so unfassbar aufgeregt, hatte (na ja, fast) den Durchfall meines Lebens und stopfte mir Lopedium und Buscopan rein – in der Hoffnung, dass mich mein Darm die nächste Stunde in Ruhe lassen würde. Denn ich hatte Leon gesagt, dass ich nur eine Stunde Zeit haben würde (eine weitere Lüge, aber mir half es immer, einen feste Zeitrahmen zu verabreden). Ich saß zu Hause auf dem Sofa und wir waren alle furchtbar aufgeregt, in der Hoffnung, dass es einfach alles klappte. Er rief dann an, um Bescheid zu geben, dass er draußen in seinem Auto auf mich wartete. Beim Rausgehen sah ich, dass meine Mutter durch unser kleines Flurfenster luscherte, möglichst unauffällig versteckte sie sich, man sah nur Augen und die obere Hälfte ihres Kopfes. It's safe to say, sie fieberte mit.

Ich stieg also in sein Auto – und nein, er stieg nicht für eine Begrüßung aus, es war von Anfang bis Ende soooo awkward. Erst einmal sah er ganz anders aus als auf seinen Bildern. Sein Auto mit roten Ledersitzen stank nach einem viel zu starken Parfum und er selbst verhielt sich absolut komisch. Er schlug vor, dass wir ein wenig im Auto rumfahren könnten. Gespräche führten wir nicht, die Musik war dafür viel zu laut, der Bass ballerte durch meinen ganzen Körper. So hatte ich mir das nicht vorgestellt. Bereits im Auto dachte ich mir: „Das war es absolut nicht wert." Er wollte für einen Milchshake zu McDonald's – und dann wurde es erst richtig komisch. Er fuhr wieder in Richtung meines Zuhauses, aber anstatt seinen Milchshake zu trinken, hielt er in einer Nebenstraße an, ließ das Fenster herunter und schmiss den unangerührten Erdbeershake mit voller Wucht gegen ein weißes Auto. Der verteilte sich natürlich auf der gesamten Scheibe, der Plastikbecher prallte zu Boden. Daraufhin schloss er das Fenster wieder und lachte sich schlapp. Er hörte gar nicht mehr auf zu lachen. Ich war so perplex, dass ich wahrscheinlich verdutzt mitlachte, aber auch einfach heilfroh war, als die Stunde vorbei war und ich wieder nach Hause konnte. Aber hey, eine positive Sache hatte das Ganze: Mein Darm ließ mich eine Stunde lang völlig in Ruhe.

Mit siebzehn hatte ich mein zweites Date.

! Spoiler: Daraus entwickelte sich meine erste richtige Beziehung.

Dieses Mal war unser erstes Treffen auch so ein richtiges Date, wie es im Buche steht. Auch mit ihm schrieb ich zuvor ein paar Wochen lang. Er war mir schon beim Schreiben supersympathisch, war sensibel und wir hatten einen ähnlichen Humor. Von meiner Krankheit erzählte ich ihm aber nicht. Und auch vor unserem ersten Date spielte mein Darm komplett verrückt. Er holte mich von zu Hause ab, klingelte an der Tür und stellte sich meinen Eltern vor. Obwohl meine Mama ihn bereits kennengelernt hatte, sah ich, wie sie wieder durch das kleine Flurfenster luscherte, um bloß nichts zu verpassen.

Wir fuhren zu einer Bar in der Innenstadt und hatten einen wunderschönen Abend. Wir redeten ganz viel, tranken ein paar alkoholfreie Cocktails und ich warf mein einstündiges Zeitfenster spontan über Bord. Es fühlte sich richtig und gut an, mehr Zeit mit ihm zu verbringen.

Wieder zu Hause angekommen, war es bereits zwei oder drei Uhr nachts. Ich schlich auf Zehenspitzen in das Schlafzimmer meiner Eltern, weckte meine Mama vorsichtig auf und erzählte ihr von unserem Abend. Ich war so aufgeregt und hatte so viel Gesprächsbedarf, dass ich ihr mitten in der

Nacht von allem erzählen musste, während mein Papa neben uns tief und fest weiterschlief.

Nach unserem ersten Date schrieben er und ich immer mehr und trafen uns manchmal. Bei unserem zweiten Treffen fuhren wir auch spontan zu McDonald's und auch er bestellte einen Milkshake. Insgeheim hoffte ich, dass er ihn bitte einfach trinken und nicht gegen ein parkendes Auto werfen würde. Mir fiel es immer noch schwer, mich mit ihm zu treffen, es wurde aber leichter und fühlte sich immer richtiger an, sodass sich mein Darm vor den Treffen seltener meldete.

Nach einem Monat, in dem wir uns häufiger gesehen und eine intensivere Beziehung aufgebaut hatten, verbrachten wir einen Abend bei ihm zu Hause. Die ersten intensiven Küsse, das Kribbeln im ganzen Körper, wenn er seine Hand auf mein Bein legte, und die tiefen Blicke. All das spürte ich zum ersten Mal und ich war mir sicher: So muss es sich also anfühlen, verliebt zu sein. Innerlich focht ich gleichzeitig einen Kampf mit mir aus. Er lernt mich immer näher kennen, aber eben nur eine Seite von mir – die andere verheimlichte ich ihm. Die Seite, die er eigentlich kennenlernen musste, wenn wir uns weiterhin treffen wollten.

An dem Abend fragte er mich dann, ob ich eine Beziehung mit ihm führen wollte. Mein Herz machte vor Glück bei der Frage einen Sprung. Eine erste richtige Beziehung, endlich! Aber ich spürte auch Angst und Reue. Also sagte ich: „Nein … denn du kennst eine Seite von mir nicht, von der ich dir noch nichts erzählt habe, die aber mein Leben ganz stark beeinflusst. Ich kann einfach keine Beziehung mit dir eingehen, solange ich dir nicht davon erzählt habe."

Mit diesen Worten stand ich auf und lief im Wohnzimmer auf und ab, während er auf dem Sofa liegen blieb und mich beobachtete. Er ließ mir die Zeit, mich zu sammeln, versicherte mir immer wieder, dass ich ihm alles anvertrauen könne. Mein Kopf und mein Körper glühten, mir war speiübel, ich spürte mein Herz in meinem Hals pochen, als ich mich endlich traute zu sagen: „Ich habe einen Reizdarm."

Das war das erste Mal, dass ich dies vor einem Jungen aussprechen konnte. Ich erklärte ihm, was alles in meinem Körper vor sich ging, ohne dabei zu sehr ins Detail zu gehen. Das traute ich mich weiterhin nicht. Du kannst dir nicht vorstellen, was mir für ein riesiger Stein vom Herzen fiel, als er mich umarmte und antwortete, dass das nichts verändern würde. Er fügte hinzu, dass wir gemeinsam an alldem arbeiten könnten und meine Beschwerden bestimmt besser würden, wenn ich mit ihm zusammen war. Ich war das glücklichste siebzehnjährige Mädchen aller Zeiten an diesem Abend.

Nach und nach wurde unsere Beziehung immer solider und wir verbrachten viel Zeit miteinander. In der ersten Zeit schickte ich ihn manchmal von jetzt auf gleich nach Hause, weil sich eine Reizdarm-Session ankündigte, ich aber nicht wollte, dass er das mitbekam. Irgendwann übernachtete er dann das erste Mal bei mir: Wir kuschelten auf dem Bett, als sich mein Darm meldete und ich sofort auf Toilette musste. Ich freute mich so auf die gemeinsame Übernachtung, dass ich ihn auf keinen Fall wieder nach Hause schicken wollte. Also sagte ich ihm, ich müsse auf die Toilette und er solle einfach oben in meinem Zimmer bleiben und den Fernseher ganz laut aufdrehen. Nachdem ich fertig war, rannte ich noch schnell in die Küche zu meiner Mama, um ihr zu erzählen, dass ich mich trotz seines Besuchs getraut hatte, auf die Toilette zu gehen. Für mich war das der erste, wichtige Schritt in eine entspanntere Beziehung mit meinem ersten Freund.

Wir führten zwei Jahre lang eine gesunde, glückliche Beziehung. Ich wurde ein Teil seiner Familie, alle gingen supersensibel mit mir und meiner Krankheit um. Ich möchte diese Zeit niemals missen. Vielleicht klingt es für einige komisch, dass ich so positiv über meine Beziehung mit meinem Ex-Freund spreche, aber diese Zeit hat mich stark geprägt und ich bin dankbar, dass ich diese Erfahrungen mit diesem Menschen an meiner Seite machen konnte. Am Ende entwickelten wir uns einfach in verschiedene Richtungen und realisierten, dass wir nicht mehr miteinander konnten. Und das ist auch okay so. Wir beendeten unsere Beziehung, durchlebten beide den ersten richtigen Liebeskummer, heilten und lebten unsere Leben weiter.

Es dauerte nicht lange, bis ich meinen neuen Partner Fabio, mit dem ich heute zusammen bin und hoffentlich für immer zusammenbleiben werde, kennenlernte. Auch unsere Beziehung startete auf Instagram. Er ist ein Freund des Partners meiner besten Freundin und wir gingen in dasselbe Fitnessstudio, deswegen wussten wir schon voneinander, hatten aber nie richtig Kontakt gehabt. Wir likten mehrere Tage lang gegenseitig unsere Bilder, bis er mir irgendwann schrieb: „Ich glaube, wir wissen jetzt, dass wir einander gefallen. Wie geht's?" Und so fing alles an.

Ähnlich wie zuvor erzählte ich nichts von meiner Krankheit. Er schlug vor, dass wir bei unserem ersten Date essen gehen könnten, und wollte dann einen Tisch in einem schönen Restaurant reservieren. Ich glaube, er war ein wenig enttäuscht, als ich meinte, dass ich nicht direkt mit ihm essen gehen möchte. Ich schlug ihm stattdessen einen gemeinsamen H&M-Besuch vor, weil ich meiner Mutter eine neue Jogginghose kaufen gehen sollte. Sie hatte einen Kreuzbandriss und passte nicht mehr in ihre Leggings rein. Für mich die perfekte Gelegenheit für ein erstes Treffen, denn es handelte sich wieder um ein kurzes Zeitfenster und der Laden war in der Nähe.

Er holte mich also mit seinem Auto ab (anscheinend habe ich ein Faibel für Männer mit Autos, denn dieser Satz scheint sich hier zu wiederholen) und wir fuhren in Richtung Einkaufsmeile. Und was soll ich sagen? Ich war komplett geflasht: Er war groß, breit und hatte ein unfassbar niedliches Lächeln. Seine Aura hatte etwas Warmes und Weiches, etwas Beschützendes. Ich fühlte mich auf Anhieb sehr wohl bei ihm und wir lachten die meiste Zeit. Ich wusste bis dahin nicht, dass ich einen Menschen so witzig finden könnte. Wir lachten uns so schlapp, dass unsere Bauchmuskeln schmerzten.

Ab da waren wir unzertrennlich. Fabio wohnte mit seinem besten Freund in einer WG. Seit unserem ersten Treffen verbrachte ich fast täglich Zeit mit ihm – bei ihm. In einer WG mit einer gemeinsamen Toilette, die direkt neben der Küche war. In einer Wohnung mit dünnen Wänden. Und einer Holztür mit einem Spalt unten. Wohl fühlte ich mich dort nicht. Aber die positiven Gefühle überwogen.

Es fühlte sich cool an, bei einem Mann zu Hause zu sein, in seiner Wohnung, nicht der seiner Eltern. Ich lieh mir immer das Auto meiner Eltern, wenn ich zu ihm fuhr. So war ich flexibler und konnte zur Not jederzeit nach Hause. Fabio fragte immer und immer wieder, ob wir essen gehen wollten. Irgendwann sagte ich ihm: „Es hat wirklich nichts mit dir zu tun, aber ich kann nicht mit dir essen gehen. Dafür gibt es bestimmte Gründe, die ich noch nicht mit dir teilen kann. Sobald ich dafür bereit bin, werde ich es dir erzählen."

Die gleiche Antwort erhielt er auch, als er fragte, ob ich bei ihm schlafen wollte. Es lag nicht nur daran, dass der Gedanke dort zu schlafen und auf Toilette gehen zu müssen, mir eine riesige Angst einjagte, sondern auch daran, dass ich dann etwas hätte essen müssen. Und das konnte ich nicht. Ich konnte nicht in dieser WG essen, während Fabio und sein bester Freund mit seiner Freundin zu Hause waren. Also fuhr ich immer völlig unterzuckert mitten in der Nacht nach Hause, um mir dort Nudeln oder Instant-Suppen zu kochen.

Seine Reaktion zeigte mir, was für ein sensibler Mensch er ist. Er sagte mir immer wieder: „Sprich mit mir, wenn du bereit bist. Ich habe immer ein offenes Ohr." Er akzeptierte, dass wir nicht essen gehen, ich nicht bei ihm schlafen und wir keine Ausflüge machen konnten, ohne je zu wissen, warum.

Eine weitere Sache, die mir in der Anfangszeit schwerfiel, war Fabios riesiger Freundeskreis. Mein Ex-Freund und ich hatten keine gemeinsamen Freund*innen gehabt. Wir hatten viel Zeit allein oder mit seiner Familie verbracht, deswegen hatte ich dort selten schwere Momente erlebt. Fabio allerdings hat einen riesigen Freundeskreis. Ständig kamen seine Jungs unangekündigt vorbei. Jedes Wochenende wurde gefeiert, gemeinsam Fußball geguckt und die Sonntage mit Kater vom Vorabend auf der Couch verbracht. Sie nahmen mich so gut auf in der Gruppe und schnell schloss ich Freundschaften mit ihren Freundinnen.

Allerdings fiel es mir überhaupt nicht leicht, ständig von so vielen Menschen umgeben zu sein. Nicht kontrollieren zu können, wann wer kommen würde, um davor noch schnell auf die Toilette gehen zu können. Häufig gab ich vor, duschen zu gehen. Schaltete das Wasser ein, setzte mich auf die Toilette und hatte eine Reizdarm-Session mit Durchfall und Bauchkrämpfen. Fabio wusste zu diesem Zeitpunkt immer noch nichts von meiner Krankheit.

Häufig sagte ich ihm von jetzt auf gleich, dass es mir nicht gut gehe und ich sofort nach Hause fahren möchte, fuhr dann mit zusammengekniffenen Arschbacken nach Hause – fast schon ein Wunder, dass nie was danebenging. Irgendwann aber sprach meine Mama ein sanftes Machtwort. Dass ich ihm alles anvertrauen müsste. Dass es zu gefährlich sei, mitten in der Nacht nach Hause zu fahren, um mit Durchfall auf die Toilette zu sprinten.

Eines Abends war ich wieder bei ihm und spürte, dass Krämpfe aufkamen. Ich sagte ihm, dass ich nach Hause fahren wollte. Was mich selbst sehr traurig machte, denn wir hatten sturmfrei und einen Film anschauen wollen. Als ich dann danach in meinem Kinderzimmer allein auf dem Bett lag, nahm ich allen Mut zusammen und rief ihn an. Ich sagte ihm, dass ich ihn unheimlich gernhatte und ihm von einer Sache erzählen wollte. Einer Sache, für die ich mich schämte, die mein Leben kontrollierte.

Eine halbe Stunde lang schwiegen wir uns an. Er ließ mir die nötige Zeit, bis ich es endlich sagen konnte: „Ich habe einen Reizdarm. Dabei leide ich an starken Bauchkrämpfen, die von einer Sekunde auf die nächste eintreten können, und dann muss ich sofort auf die Toilette." Fabio erwiderte am anderen Ende: „Das ist alles?! Du hast manchmal Durchfall?! Ich dachte schon, es wäre etwas viel, viel Schlimmeres! Mir fällt ein Stein vom Herzen, dass du einfach nur manchmal kacken gehen musst!" Das Eis war gebrochen. Unsere Beziehung intensivierte sich schnell. Wenn ich mal musste, musste sich Fabio auf den Balkon stellen und über Kopfhörer Musik hören – auch bei Regen oder Sturm, was, wenn wir ehrlich sind, in Hamburg nicht selten der Fall ist ...

Irgendwann war es dann okay für mich, wenn er in seinem Zimmer saß und den Fernseher hochdrehte, nach und nach verlor ich ihm gegenüber mein Schamgefühl. Weißt du, was mir am meisten dabei half, mich nicht mehr vor ihm zu schämen? Er machte Witze übers Kacken und Pupsen. Solche Tabuthemen kann man, finde ich, sehr gut mit Humor durchbrechen. Er pupste vor mir, machte Späße darüber und sagte: „Ich muss kacken", wenn er auf Toilette ging. Durch diese kleinen Sätze und Späße normalisierte er das Thema zwischen uns, nahm mir die Scham. Ich erzählte ihm auch, dass es mir nicht leichtfiel, so viel Zeit mit seinen Freund*innen zu verbringen. Wir mussten mit den üblichen Sprüchen klarkommen, dass wir uns zurückziehen würden und Fabio nicht mehr so viel Zeit mit ihnen verbringen wollen würde. Sie schoben es auf das typische Phänomen einer neuen Beziehung mit rosaroter Brille. Natürlich spielte das auch eine große Rolle, aber der wahre Grund für unseren Rückzug war ein anderer. Ich versuchte, mich möglichst gut mit der Situation zu arrangieren, erzählte Fabios Freund*innen nach und nach von meinen Bauchproblemen, aber so richtig wohl fühlte ich mich nie in der WG. Fabios Familie hatte seit vielen Jahren eine Tradition. Jedes Jahr fuhren sie mit einer großen Gruppe Freund*innen – schätzungsweise 30 Personen – an einen Fluss außerhalb Hamburgs zum Paddeln. Wir übernachteten auf einem kleinen Hof mit eigener Grillhütte, eigenem Flusszugang und vielen kleinen Zimmern. Ich war schon Tage zuvor aufgeregt gewesen, denn an einer Paddeltour ohne Toiletten teilzunehmen – noch dazu mit 30 mir noch fremden Personen –, war ein riesiger Sprung aus meiner Komfortzone. Irgendwie überwand ich mich aber und saß mit Fabio in einem Boot. Wir paddelten bei 32 Grad in einer großen Kolonne den Fluss entlang, hörten Musik, lachten und hatten eine richtig schöne Zeit. Bis ... zu meinen Bauchkrämpfen und meinem Durchfall.

Ich spürte, dass ich sofort auf eine Toilette gehen musste. Ich gab Fabio ein Zeichen und sagte: „Ich muss JETZT!" Wir ließen uns unauffällig ans Gruppenende zurückfallen und suchten eine Stelle, an der man einigermaßen gut aussteigen konnte. Rechts und links am Ufer gab es kaum Stellen zum Aussteigen. Als wir eine flachere Stelle entdeckten, realisierten wir beim Aussteigen, dass überall Brennnesseln wuchsen. Fabio schlug diese mit dem Paddel zur Seite und signalisierte mir mit einer Handgeste, dass ich mich hinhocken solle. Aber ... er stand ja direkt vor mir! Wie beschämend ist es denn bitte, einen Meter neben seinem neuen Freund hockend zu kacken? Sogar Durchfall zu haben? Ich konnte aber nicht weiter weg, schließlich bildeten die Brennnesseln um uns herum einen wahren Kranz. Er hielt sich die Ohren zu und drehte mir den Rücken zu. Ich hatte keine andere Wahl: Entweder ich kackte mir in die Hose oder ich hockte mich nun hier hin und schiss wortwörtlich drauf. Mit einem mulmigen Gefühl ging ich langsam in die Hocke und erledigte mein Geschäft. Die Bauchkrämpfe ließen schnell nach. Ich bat ihn: „Kannst du mir bitte die Taschentücher geben?" Woraufhin er erwiderte: „Kiki, wir haben keine Taschentücher." Ich dachte mir nur: „Oh, Mann, wie unwürdig! Jetzt muss ich mir den Arsch auch noch mit einem Blatt abwischen!" Im nächsten Moment sah ich eine einzelne weiße Socke vor meinem Gesicht baumeln. Fabio opferte seine Socke für mich. Das erste Mal Freikacken und das direkt vor meinem neuen Freund. Ich sag es dir, danach war uns wirklich nichts mehr peinlich. Heute lachen wir uns über diese Situation schlapp – damals war es eine schreckliche Tortur.

In unserer Beziehung kam es immer und immer wieder zu Momenten, in denen mein Reizdarm uns als Paar und unsere Aktivitäten im Alltag be-

einflusste. Häufig mussten wir früher von Feiern, Geburtstagen und entspannten Abenden mit Freund*innen nach Hause, mussten auf dem Weg
in die Stadt oder ins Kino umdrehen, sagten Aktivitäten mit Freund*innen
gar nicht erst zu, und auch die Situation in der WG spitzte sich immer mehr
zu. Fabios Mitbewohner trennte sich von seiner Freundin und hatte häufig
Besuch. Irgendwann kam es dazu, dass ich gar nicht mehr zu Fabio nach
Hause wollte, weil ich nie einschätzen konnte, wer und wie viele Personen im
nächsten Moment unangekündigt vor der Tür stehen würden. Heute würde
ich meine Bedürfnisse und Ängste klar Fabios Mitbewohner kommunizieren,
aber damals konnte ich das einfach noch nicht.

In Fabios und meinem ersten gemeinsamen Urlaub beschlossen wir, dass
wir zusammenziehen wollten. Aus unserem Umfeld hörten wir oft, dass es
nach einem Jahr Beziehung zu früh dafür sei. Für uns fühlte es sich aber
genau richtig an. Wir wurden schnell fündig und zogen in eine schöne Wohnung. Mit einem kleinen Badezimmer ohne Fenster. Anfangs war es mir sehr
unangenehm, auf Toilette zu gehen, wenn ich wusste, dass er nach mir ins
Bad musste. Dieses Gefühl verflog mit der Zeit. Die erste eigene Wohnung.
Seit Jahren hatte ich mich darauf gefreut, von zu Hause auszuziehen, nicht
weil ich mich nicht mit meinen Eltern verstand, sondern weil ich unbedingt
meine Wohnung einrichten, meinen eigenen Haushalt führen wollte und –
let's be honest – die Küche dann sauber machen konnte, wann ich es wollte.
Es gab nur ein Problem: In meinem Elternhaus hatte jedes Stockwerk eine
eigene Toilette, insgesamt also drei Toiletten. Wenn ich Besuch hatte, ging
ich also einfach immer auf die Toilette, die am weitesten entfernt lag, wo
niemand meine Reizdarm-Session mitbekam. In unserer ersten Wohnung lag
die Toilette jedoch mitten in der Wohnung. Wenn man in die Küche wollte,
musste man am Klo vorbei. Wenn man ins Wohnzimmer wollte, musste man
am Klo vorbei. Wenn man bei Besuch etwas aus der Küche brauchte – was
ja häufig der Fall ist –, ging man jedes Mal an der Toilette vorbei. Außerdem
hatte unser Wohnzimmer keine Tür, sodass die Toilette nie einen richtigen
Rückzugsort für mich darstellte. Wenn wir Besuch hatten und meine Darmbeschwerden anfingen, war es mir jedes Mal unfassbar unangenehm. Ich
kann gar nicht sagen, wie häufig ich auf Klo saß und probierte, möglichst
leise und vorsichtig zu pupsen. Jedes Mal, wenn ich hörte, dass jemand an

der Toilette vorbeilief, zog sich alles in mir zusammen. Ich ließ häufig den Wasserhahn laufen oder schrieb Fabio per WhatsApp, dass er im Wohnzimmer die Musik lauter drehen sollte.

Achtung, ich habe einen Pro-Tipp für leise Pupse für dich: Reiß ein bisschen Klopapier ab und halte es dir vor den After. Probier es aus! Das funktioniert so gut.

Vor meinen Freundinnen schämte ich mich weitaus weniger als vor Fabios Freunden. Fabio merkte das natürlich und jedes Mal, wenn er fragte, ob seine Freunde vorbeikommen könnten, fuhr ich einfach zu meinen Eltern oder zu einer Freundin. Obwohl alle seine Freunde Bescheid wussten, wollte ich nicht, dass sie es wirklich mitbekamen. Ich habe bereits im vorigen Kapitel beschrieben, dass mein Schamgefühl bei Männern wesentlich höher ist als bei Frauen. Durch diese Gefühle konnte Fabio nur selten Besuch zu uns einladen.

Das ist aber nicht die einzige Sache, auf die Fabio aufgrund meiner Ängste und meiner Darmbeschwerden verzichten musste, oder die einzige Situation, in der er sich einschränkte. Denn im Alltag muss er häufig (auch nach wie vor) Aufgaben übernehmen, die außerhalb der Wohnung stattfinden: einkaufen gehen, Päckchen abholen oder wegbringen, mit unserem Hund zum Tierarzt fahren oder Medikamente abholen – to name only a few.

Ich weiß, dass Fabio sehr gern ins Restaurant, ins Kino, in Bars oder Clubs geht. Diese Aktivitäten sind mit mir unmöglich. Und wenn, bedeutet das Stress, und zwar nicht nur für mich, sondern auch für ihn. Auch in Urlauben verzichtet er auf Unternehmungen, die er gern mit mir machen würde. Beispielsweise mit einer Gondel einen Berg hochfahren, denn dies löst Panik in mir aus. Lange Wanderungen sind schwierig für mich. Zum einen bin ich körperlich absolut nicht belastbar, das liegt unter anderem an den ständigen Durchfällen, aber mindestens genauso doll an meiner Unsportlichkeit. Zum anderen gibt es selten Toiletten auf Wanderrouten.

Fremde Kulturen im Urlaub kennenlernen, indem man essen geht und für die Region bekannte Gerichte isst – schwierig mit mir, weil ich häufig bei neuem

Essen Angst habe, dass ich es nicht vertrage, ganz abgesehen von der Situation im Restaurant, die ohnehin schon Panik in mir aufkommen lässt. Fabio wollte während unseres Urlaubs in New York unbedingt auf das Rockefeller Center. Zu Hause war ich noch supereuphorisch, aber je mehr wir uns dem Gebäude näherten, desto mehr realisierte ich, dass die Aufzugsfahrt mit vielen Menschen etwas länger dauern würde als gewöhnliche Fahrten mit dem Aufzug. Ich erfand also Ausreden: „Es ist doch eh voll bewölkt", „90 Dollar nur für einen schönen Ausblick? Total bescheuert, lass uns lieber was anderes machen" … Ich redete mir das alles selbst ein, weil ich mir selbst nicht eingestehen wollte, woran es eigentlich lag.

Fabio weiß das mittlerweile, kann mich und meine Reaktionen also sehr gut einschätzen. Er sagt dann so was wie: „Kiki, ich bin dir nicht böse, aber wir wissen beide, woran es eigentlich liegt." All das Schöne, das das Leben für viele Menschen lebenswert macht – entspannte Urlaube, Restaurantbesuche, Kinoabende, Partys, lange Spaziergänge, spontane Ausflüge, Zeit mit Freund*innen –, wird mit mir zu einer riesigen Herausforderung.

Jedes Mal, wenn ich aus meiner Komfortzone trete und mich meiner Angst stelle, ist Fabio mindestens genauso angespannt wie ich, denn im Zweifel ist er derjenige, der die Situation kontrollieren und im Ernstfall managen muss. Er fragt ganz häufig: „Alles gut bei dir?", „Wie geht's dir?" und versichert mir: „Sag Bescheid, wenn etwas ist." Er ist durchgehend mit dem Kopf bei mir und meinem Befinden. Diese Situationen sind nicht nur anstrengend für mich, sondern auch für ihn. Das wurde mir erst mit der Zeit bewusst, denn in Momenten, in denen es mir nicht gut geht, habe ich keinen Kopf mehr für sein Wohlbefinden.

Immer häufiger unternimmt er etwas allein, und ich bin der Meinung, dass das ganz wichtig ist. Ich trete manchmal bewusst zurück und sage, dass ich zu Hause bleiben will, damit er einen entspannten Abend verbringen kann, ohne sich ständig Gedanken um mich machen zu müssen. Natürlich würden wir uns beide freuen, wenn ich mitkäme und wir den Abend zusammen genießen könnten, aber es ist nun mal auch in Ordnung und fair, dass er etwas ohne mich unternimmt, sich einfach auf den Moment konzentrieren kann, ohne im Hinterkopf daran zu denken, dass wir gleich ganz schnell nach Hause oder sofort eine Toilette finden müssen.

Eine weitere Sache, die mich in unserer Beziehung belastet, ist, dass Fabio sich häufig um mich kümmern muss und ich nicht weiß, wie ich ihm das jemals zurückgeben kann. Mir geht es oft schlecht, mich plagen häufig Bauchkrämpfe, Durchfälle und Blähungen. Fabio möchte sich in diesen Momenten um mich kümmern, macht mir eine Wärmflasche und einen Tee, nimmt mir Aufgaben ab und ist für mich da. Weißt du aber, worin das resultiert? Wenn er auch nur das kleinste Anzeichen einer Erkältung spürt, sich beim Fußball das Knie aufschürft oder sich einen Finger einklemmt, kümmere ich mich um ihn, als würde er mit Fieber und einer fetten Grippe krank im Bett liegen. Ich habe einfach so ein starkes Bedürfnis danach, ihm all das zurückzugeben, was er mir täglich gibt.

Wir reden viel über meine Schuldgefühle. Lange Zeit hatte ich Angst, dass Fabio mit mir Schluss machen würde – zu anstrengend ist der Alltag mit mir. Ich fühle mich manchmal wie ein Klotz am Bein, als würde ich ihn von den Dingen abhalten, die er gern machen würde. Er hat mir aber nie das Gefühl gegeben, dass es für ihn eine starke Belastung ist, und ich glaube, wir haben uns beide über die Jahre an diesen Zustand gewöhnt. Heute habe ich keine Angst mehr, dass er mich aufgrund meiner Erkrankung irgendwann verlassen wird. Ich denke, es ist einfach wichtig in einer Partnerschaft, in der eine Person chronisch krank ist, eine gesunde Balance zu finden. Eine, in der man sich gemeinsam Herausforderungen stellt, aber dem oder der Partner*in ohne die Krankheit auch den Freiraum lässt, sich selbst auszuleben und unbeschwert Dinge unternehmen zu können. An dieser Stelle einmal riesige Props an alle da draußen, die täglich an der Seite ihrer chronisch kranken Partner*innen stehen, sie unterstützen, für sie da sind und die Beschwerden und Ängste ernst nehmen. Ich weiß, es ist nicht immer einfach.

LET'S TALK ABOUT SEX, BABY!

(Mama, Papa: diesen Teil bitte überspringen.)
Das Sexleben mit Reizdarm. Mir schreiben häufig Frauen, die es schwierig finden, ein normales Sexleben mit Reizdarm zu führen. Aber was ist schon normal? Jedes Paar würde doch „normal" als etwas anderes empfinden. Es

gibt meiner Meinung nach kein „normal" beim Sex zwischen zwei (oder auch mehr) Menschen, denn das Sexleben jedes Einzelnen ist superindividuell. Wir lassen uns häufig von unserem Umfeld beeinflussen, sei es durch Filme, Magazine, Musik oder unseren Freundeskreis. Die eine Freundin erzählt, dass sie mit ihrem Partner, mit dem sie seit drei Jahren zusammen ist, fünfmal die Woche Sex hat, während eine andere Freundin nach einem ähnlichen Zeitraum alle drei Wochen Sex hat. Die eine liebt Blümchensex, die andere steht auf SM und Nippelklammern – verschiedene Gelüste, Stellungen und Häufigkeiten von Sex. Aber beide sind glücklich damit, wie es ist.

Das Allerwichtigste in allen Situationen ist die offene Kommunikation. *Sprich mit deinem Gegenüber offen über deine Beschwerden und Ängste, zum Beispiel über die Angst, mitten beim Sex Bauchkrämpfe zu bekommen und auf Toilette gehen zu müssen. Dass du Angst hast, deine*n Partner*in anzupupsen. Oder dass du Angst hast, dass die Person dich irgendwann nicht mehr sexy findet aufgrund der Beschwerden.*

Bei uns ist es so: Wenn ich Reizdarmbeschwerden habe – seien es Bauchkrämpfe, Durchfall oder ein aufgeblähter Bauch –, vergeht mir jegliche Lust auf Sex. Man kann es mit anderen Beschwerden genauso vergleichen. Bei einer Migräne, einem Beinbruch, einer Grippe oder einem Magen-Darm-Infekt haben die allerallermeisten doch dabei keine Lust auf Sex. Bei uns ist es eben etwas Chronisches. Wir haben häufiger Beschwerden als andere und deswegen vielleicht auch seltener Lust auf Sex. Das heißt aber nicht, dass der Sex dann schlechter ist. Eine offene Kommunikation ist einfach das Allerwichtigste.

BAUCHGEFÜHLE

KEIN P(R)OBLEM?

―――――――――

FREUNDSCHAFTEN UND REIZDARM

„Wollen wir nicht mal was anderes machen, als nur zu Hause zu sitzen? Das ist so langweilig".

„So nervig, dass du schon wieder absagst".

„Du kommst echt immer zu spät".

„Das ist ja schlimmer mit dir als mit einem dreijährigen Kind".

„Stell dich doch nicht so an, geh doch einfach auf Toilette".

All das sind einige der Sprüche, die ich häufiger aus meinem „Freundes-kreis" zu hören bekam. Eine Freundschaft mit einer von Reizdarm betroffenen Person (oder auch einer ähnlichen Krankheit) zu führen, ist nicht immer einfach. Ich habe mich in den vergangenen Jahren von vielen Menschen distanziert. Ich habe gemerkt, wer wirklich gern Zeit mit mir verbringen wollte und welchen Freundinnen es eigentlich nur darum ging, feiern oder essen zu gehen. Aus einem einst riesigen Freundeskreis wurde ein kleiner, sodass ich meine Freund*innen an zwei Händen abzählen kann. Und ich muss sagen, ich war noch nie so glücklich. Denn ich weiß jetzt, dass ich von Menschen umgeben bin, die mich wirklich lieb haben, auf die ich zählen kann, die das Beste für mich wollen, die mich und meine Beschwerden ernst nehmen, meine Grenzen akzeptieren und mich verstehen. Und die mir helfen wollen und mich manchmal liebevoll aus meiner Komfortzone schubsen.

Ich weiß, es ist nicht immer einfach, unsere Struggles und unser Verhalten nachempfinden zu können. Wirklich nachempfinden kann man all das eigentlich eh nur, wenn man es selbst spürt und erfährt. Eine Person, die noch nie eine Panikattacke hatte, weiß vielleicht, wie sich Angst anfühlt, sie kann aber nicht nachempfinden, wie Todesangst aus dem Nichts kommend ist, wie es sich anfühlt, sich nicht auf seinen Körper verlassen zu können.

Außerdem ist es schwierig, das Ausmaß nachzuvollziehen, welche Einschränkungen das Leben mit einem Reizdarm mit sich bringen. In meinem Freundeskreis leidet niemand unter ähnlichen Symptomen. Daher ist es das Wichtigste, die Beschwerden, Ängste und Sorgen richtig zu kommunizieren, um Freund*innen überhaupt die Chance für Verständnis zu geben.

Es gab in der Vergangenheit viele Momente, in denen ich meine Ängste nicht richtig kommuniziert habe. Der letzte Vorfall ist noch nicht allzu lange her, es passiert mir also nach wie vor manchmal. Leider resultiert das immer wieder in Auseinandersetzungen und Unstimmigkeiten zwischen mir und meinen Freund*innen. So wollten wir in diesem Beispiel in einem VW-Bus zu siebt in ein Ferienhaus auf Föhr fahren. Mein erster Instinkt beim Gespräch darüber war: „Scheiße! Mit sieben Leuten in einem Auto! Was, wenn es mir auf einmal nicht gut geht? Ich würde mich wohler fühlen, wenn Fabio und ich mit einem eigenen Auto anreisen." Statt aber genau das auszusprechen, dachte ich mir eine Notlüge aus: „Ich möchte, dass Peppa (unser Hund) auf so einer langen Autofahrt einen eigenen Sitz hat." Nach ein paar ausgetauschten WhatsApp-Nachrichten sagte ich dann doch die gemeinsame Fahrt in einem Auto zu. Nur um dann zehn Minuten vor der Abfahrt zu Hause eine Panikattacke zu haben und spontan absagen zu wollen. Zum Glück überredete Fabio mich, dass wir mit unserem eigenen Auto zur Fähre fahren könnten, nicht absagen würden, aber unsere Freund*innen eben doch spontan umplanen mussten. Obwohl es also insgesamt mit den Notlügen schon viel besser geworden ist und ich mittlerweile mehr für mich und meine Bedürfnisse einstehen kann, schaffe ich es immer noch nicht jedes Mal. Es ist nun mal ein Entwicklungsprozess.

Fabio und ich haben mit zwei anderen Paaren einen engen Freundeskreis, wir sind also zu sechst in der Gruppe: meine besten Freundinnen aus der Schulzeit, Vanessa und Lina, sowie ihre Partner Lukas und Jonas. Wir sind zu einer kleinen Familie zusammengewachsen und führen eine gesunde Freundschaft, in der offen angesprochen wird, wenn etwas mal nicht passt. So können wir die Schwächen aller akzeptieren. Diese Gruppe hat mir

Tipp: *Sprich offen über deine Krankheit – wahre Freund*innen werden dich verstehen. Gib dem Ganzen Zeit. Erst durch unangenehme Momente, Konfrontationen und kleine Auseinandersetzungen kann die Freundschaft wirklich wachsen. Nachempfinden können deine Freund*innen deine Ängste und Schmerzen vielleicht nie, aber wenn du immer ehrlich zu ihnen bist, können sie es verstehen und vor allem akzeptieren.*

immens dabei geholfen, offener über meine Beschwerden zu sprechen, statt mich dafür zu schämen. Ich persönlich finde, dass man solche Themen gut enttabuisieren kann, wenn man zum einen kein großes Thema draus macht und zum anderen, wie schon gesagt, diese Tabus mit Humor durchbricht. Bei uns ist es inzwischen üblich, dass ich kurz Bescheid gebe, wenn ich mal auf Toilette gehe: „Ich bin mal kurz auf 'm Klo, könnte etwas dauern ..." Dann wissen alle Bescheid, dass es mir gerade nicht gut geht und ich meine Zeit brauche. Es wird gar kein großes Ding draus gemacht und für mich persönlich ist das superangenehm. Außerdem machen wir häufig Späße übers Kacken – nicht nur bei mir, sondern auch bei den anderen. Wichtig aber ist, dass es dabei nicht darum geht, sich über die Krankheiten und Sorgen lustig zu machen, sondern die Situation aufzulockern und der Lage den Ernst zu nehmen. Beispielsweise komme ich manchmal nach einer halben Stunde von der Toilette und Jonas fragt: „Na, haste schön einen in die Schüssel gekloppt?" Das mag so vielleicht total komisch und für einige befremdlich klingen, aber mir hilft das enorm, mich nicht mehr zu schämen, denn dadurch verliert dieses ganze Thema Durchfall und Toilettengang an Gewicht – es ist für uns alle das Normalste. Und seit unserem gemeinsamen Schottlandurlaub habe ich eh endgültig jegliche Scham vor ihnen verloren.

Vanessa und Lukas machten ihren Master in Schottland und waren für ein Jahr nach Glasgow gezogen. Wir wollten sie auf jeden Fall besuchen, also beschlossen wir, im Sommer 2021 zu viert nach Glasgow zu fliegen. Vanessa und Lukas schwärmten von den wunderschönen Landschaften Schottlands. Sie liebten die Wanderungen und Erkundungen all der schönen und atemberaubenden Orte – die sie uns auf unserer dreiwöchigen Reise zeigen wollten. Da unsere Geldbeutel nicht dafür reichten, überall Hotels zu buchen, kamen wir aufs Campen zu sprechen. Dabei kochte in mir aber die Angst hoch, auf die lange, anstrengende Panikattacken folgten. Der Gedanke, stundenlang mit dem Auto unterwegs zu sein, auf Campingplätzen zu schlafen, ohne Rückzugsorte, löste in mir ein riesiges Unwohlsein aus.

Fabio und ich überlegten lange hin und her, wie wir dennoch würden dabei sein können, und entschlossen uns zu einem Camper. Vanessa und Lukas würden in ihrem ausgebauten VW-Bus übernachten, während Jonas, Lina, Fabio und ich in einem ausgeliehenen Camper schlafen würden. Natürlich hatte ich dennoch großen Respekt davor, eine Woche lang mit Jonas und Lina auf engstem Raum – und einer noch viel engeren Toilette – durch Schottland zu reisen, aber die Vorfreude überwog.

Mit mulmigem Bauchgefühl saß ich im Flieger und fragte mich, ob mir wirklich bewusst war, worauf ich mich da einließ. Die erste Panikattacke hatte ich noch in Glasgow vor unserem eigentlichen Campingtrip: Wir frühstückten in einem Restaurant, wo es nur eine Toilette gab. Das Restaurant war klein und die Toilette in der Raummitte. Jede Person konnte also mitverfolgen, wie ich das dritte Mal auf Toilette ging. Dann fühlt es sich auch tatsächlich immer so an, als würden einen alle anstarren. Auf dem Heimweg brach es aus mir heraus. Das war das erste Mal, dass ich eine solche Panikattacke vor meinen Freund*innen hatte und sie es so nah miterlebten. Ein paar Wochen später sagten sie mir, dass sie nun viel besser nachvollziehen könnten, was da mit meinem Körper passiert und wie hilflos man sich in diesen Momenten fühlt. Jonas sagte, dass er regelrecht hatte beobachten können, wie ich (erfolglos) gegen die Gefühle angekämpft hatte. Sie alle hätten sich schrecklich hilflos gefühlt. Fabio, Jonas und Lukas holten den Camper ab, wir richteten uns ein und los ging unsere kleine Reise zu sechst. Genauer genommen zu siebt: Alba, Vanessas und Lukas' Springer Spaniel, war auch dabei. In Schottland darf man freicampen, das heißt, man kann sich überall hinstellen und sein Camp aufbauen. Nachdem wir die erste Nacht auf einem Parkplatz geschlafen hatten, auf dem wir irgendwann Besuch von fünf Bauarbeiterfahrzeugen bekamen, hatte die zweite Nacht schon ein ganz anderes Flair: mitten im Nirgendwo, mit einem wunderschönen Ausblick auf die Berge.

Die ersten Abende plagten mich immer starke Bauchschmerzen und Durchfall. Das Camper-Klo wurde zu „Kikis Klo", sodass ich jederzeit gehen konnte. Schnell verlor ich das Schamgefühl vor Jonas und Lina, denn wir redeten alle ganz offen übers Kacken – noch offener, als wir es zu Hause eh schon tun. Die anderen wiederum schnappten sich einfach den Spaten und gingen im Freien kacken. Das habe ich ihnen ein paarmal gleichgetan, und ich sag dir: Gamechanger! Mit atemberaubendem Ausblick, mit dem Wind in den Haaren und am Hintern, kackt es sich gleich doppelt so schön.

Einmal waren wir wandern und setzten uns oben am Gipfel für eine kleine Pause hin. Dabei dachte sich mein Darm: Jetzt ist doch der perfekte Zeitpunkt für eine Reizdarm-Session! Ich sagte zu Fabio: „Ich muss JETZT auf Toilette!" Die Wanderung zurück nach unten hätte bestimmt dreißig Minuten gedauert, so lange konnte ich es keinesfalls einhalten. Wir suchten mir auf der Seite mit weniger Menschen einen Platz am Abhang. Fabio stellte sich als Sichtschutz vor mich, aber ich glaube, dass mich dennoch ein paar Menschen gesehen haben. Ich kackte also neben Schafen an einem Berghang. Wir hatten für mich zusätzliche Kacktüten von Alba mitgenommen. Ich sammelte also meine Kacke auf und wanderte mit dem Beutel in der Hand nach unten ins Tal zurück. (Wieso ist es eigentlich so normal, einen Beutel mit Hundekacke in der Hand zu halten – sobald es aber Menschenkacke ist, fühlt es sich absolut weird an?)

Nach drei Tagen on the road stank der ganze Camper nach Kacke, das Chemieklo musste also dringend geleert werden. Jonas erklärte sich bereit, das mit mir gemeinsam zu machen: Wir öffneten die Klappe im Camper und zogen den kleinen Wagen voller Scheiße raus. Wir hatten die größten Lachflashs unseres Lebens, als wir mit unserem Scheißetrolli über den Campingplatz stolzierten – das Lachen verging uns aber sehr schnell wieder. Beim

Ausleeren konnte ich den Trolli aufgrund seines Gewichts nicht allein halten. Uns kam also eine braune, stinkende Plörre mit Stückchen entgegen, wir würgten und lachten gleichzeitig, hielten uns selbst nun für richtig taffe Camper. Danach erzählten wir den anderen, wie unfassbar eklig das gewesen war und dass uns die Menschen um uns herum irritiert angeschaut hätten. Wir hatten uns aber nichts weiter dabei gedacht und das Klo wieder in den Camper geschoben. Die Fahrt konnte weitergehen.

Als das Klo das nächste Mal ausgeleert werden musste, erklärte sich Fabio dazu bereit. Jonas und ich beobachteten ihn mit Sicherheitsabstand, weil wir ja wussten, wie doll das gleich stinken und was für eine eklige Flüssigkeit da rauskommen würde. Schadenfreudig luscherten wir um die Tür herum. Fabio war gänzlich unbeeindruckt und meinte, dass es überhaupt nicht schlimm gewesen war. Es hätte nur nach Chemie gerochen und die Kackflüssigkeit sei dickflüssig und blau gewesen statt stückelig und braun. And at that very moment we realized, dass wir die ersten vier Tage die Chemie vergessen hatten! Wir waren also Berg auf und Berg ab mit einem tatsächlichen Eimer voller Kacke gefahren – kein Wunder, dass das so abnormal gestunken hatte! Aber: Nach dieser Aktion war uns allen absolut nichts mehr peinlich voreinander. Ich bin der Meinung, dass man manchmal unangenehme Situationen miteinander durchmachen muss und dadurch zusammenwächst. Solche Situationen sch(w)eißen Freundschaften zusammen!

Ich möchte dir an dieser Stelle aber auch von einer anderen Seite berichten – von negativen Emotionen, Enttäuschungen und Schuldgefühlen. Eine Freundschaft mit mir ist nicht immer einfach – weder für meine Freund*innen noch für mich. Ich fühle mich unterschwellig häufig wie ein Klotz am Bein der anderen. Mir ist bewusst, wie sehr ich durch meine Krankheiten meine Freundesgruppe einschränke, denn wir können als Gruppe häufig Aktivitäten gar nicht erst machen und meine Freund*innen müssen sich mir und meinen Bedürfnissen anpassen – seit Jahren.

Vanessa und Lina meinten mal zu mir, dass sie in Situationen, bei denen sie wüssten, dass es eine Herausforderung für mich sei, superangespannt seien. Dass sie mit dem Kopf die ganze Zeit bei mir seien, sich Sorgen machten, ob alles gut ist, und eigentlich nur darauf warteten, dass ich verkünde, ich müsse nach Hause. Natürlich ist das für uns alle nicht schön. Ich bin angespannt – und mein Umfeld anscheinend ebenso. Ähnlich wie mit Fabio habe ich mich damit abgefunden, manchmal einfach zu Hause zu bleiben. Ich musste lernen, dass es besser für alle ist, dass ich manchmal von vornherein „Nein" sage. Beispielsweise fahren Vanessa, Lukas, Jonas, Lina und Fabio bald gemeinsam in den Skiurlaub. Ich wäre unfassbar gern dabei, möchte Erinnerungen mit meinen Freund*innen sammeln, tolle Momente erleben, lecker essen gehen und in einem Après-Ski-Zelt den Abend ausklingen lassen. Mir ist aber bewusst, dass das eine Wunschvorstellung ist, die zum jetzigen Zeitpunkt so niemals in Erfüllung gehen wird. Meine Ängste würden schon bei der Busfahrt vom Hotel zur Gondel beginnen. Für niemanden wäre das ein entspannter Urlaub. Ich weiß einfach – auch trotz massiver FOMO –, dass es für alle das Beste ist.

Ich musste lernen, dass das keine negativen Konsequenzen für unsere Freundschaft bedeutet, dass meine Freund*innen mich deswegen nicht weniger lieb haben und ich mich deswegen nicht gleich gegen die Freundschaft entscheide. Denn so hat es sich eine lange Zeit angefühlt. Ich gebe den von mir geliebten Menschen stattdessen eher den Freiraum für Unternehmungen, bei denen sie sich keine Sorgen machen müssen. Das war ein Learning der letzten Jahre, was nicht heißt, dass es mir inzwischen leichtfällt. Ein guter Moment für weitere positive Affirmationen. Sprich mir nach und ergänze die Liste auf der nächsten Seite:

„ICH SCHÄME MICH VOR MEINEN FREUND*INNEN
NICHT FÜR MEINE DARMBESCHWERDEN."

„ICH BIN EHRLICH MIT MIR UND MIT IHNEN, WENN ICH
ETWAS NICHT SCHAFFE. ICH SETZE ZWAR GRENZEN,
ABER LASSE MICH AB UND ZU LIEBEVOLL AUS MEINER
KOMFORTZONE SCHUBSEN."

„ICH UMGEBE MICH NUR MIT MENSCHEN, DIE MIR GUTTUN,
DIE MICH VERSTEHEN UND MIR ZUHÖREN."

„ICH BIN KEIN KLOTZ AM BEIN MEINER FREUND*INNEN."

MEINE AFFIRMATIONEN

....

....

....

....

....

....

....

....

....

....

....

....

....

WAS KÖNNEN FREUND*INNEN ODER
PARTNER*INNEN TUN, DAMIT ES MIR BESSER GEHT?

Häufig schreiben mir Freund*innen oder Partner*innen einer Person mit Reizdarm oder Angststörung, um nach Hilfe zu fragen. Sie sind sich unsicher, wie sie einer nahstehenden Person helfen, wie sie ihr ein besseres Gefühl geben und sie unterstützen könnten. Ich würde in so einer Situation immer offen mit der Person sprechen. Sie fragen, was sie in diesen Momenten braucht. Manch eine*r braucht Körperkontakt und eine enge Umarmung, während jemand anderes körperlichen Abstand und eine beruhigende Stimme braucht. Die eine Person möchte auf der Toilette während einer Reizdarm-Session einfach nur alleingelassen werden, eine andere Person freut sich über eine Wärmflasche und aufbauende Worte. Mir fallen allgemeine Ratschläge an einer solchen Stelle schwer, denn jede Person braucht etwas anderes. Es ist superindividuell, daher: Sprich offen über alles!

Ich war beispielsweise bei „The House of Carmushka". Carmen ist eine der größten Content Creatorinnen Deutschlands und veranstaltet einmal im Jahr eine Reise, bei der zehn Content Creatorinnen, die noch ganz am Anfang stehen, an Workshops teilnehmen und sowohl von ihr als auch ihrem Team lernen können. Es war völlig surreal, die Personen, denen ich seit Jahren folgte, im echten Leben zu treffen. Wir führten viele Gespräche, und ihre lockere und bodenständige Art beeindruckte mich. Einer der ersten Sätze, die Carmen zu mir sagte, war: „Boah ich muss bestimmt so kacken nach diesem Abendessen." Und du kannst dir nicht vorstellen, was dieser eine Satz in mir auslöste. Direkt fühlte ich mich wohl in ihrer Nähe und schämte mich kein bisschen, als ich während des Abendessens neben ihr aufstand, um eben nun mal genau dies zu tun. Mir hilft es sehr, wenn so offen über Toilettengänge und Darmbeschwerden gesprochen wird. Das nimmt (im ganz wörtlichen Sinne) den Druck aus der Situation und gibt mir das Gefühl, dass es das Normalste der Welt ist.

Genauso wichtig finde ich es aber, die Person nicht zu sehr in Watte zu packen, was meiner Meinung nach schnell passieren kann. Man möchte die Person schließlich schützen, damit es ihr gut geht. Das ist in erster Linie auch schön, allerdings muss man dabei unbedingt ehrlich bleiben. Ehrlich zu sagen, was das alles für einen selbst bedeutet. Ehrlich zu sagen, wenn man auch mal eine andere Unternehmung machen möchte.

Bei den Beschwerden und Ängsten selbst ist es noch mal schwieriger, Freund*innen in so einer Situation zu helfen. Das geht letztlich wohl nur beim Umgang mit der Krankheit. Auch hier gilt es darum, darüber zu sprechen. So können Freund*innen dazu beitragen, dass man es schafft, sich nicht mehr zu schämen, denn das Schamgefühl ist neben den Schmerzen und Angstgefühlen ein riesiger Faktor im Umgang mit Reizdarm oder Angststörung. Und dazu trägt das Umfeld ganz viel bei.

Schreibe auf, was dir in diesen Situationen hilft. Diese Liste kannst du deinen Freund*innen zeigen, wenn sie fragen, wie sie dir helfen können:

DAS HILFT MIR IN EINER SOLCHEN SITUATION

BAUCHGEFÜHLE

....

....

....

....

Abschließend möchte ich noch hinzufügen, dass es nichts Schlimmes ist, wenn du zwischendurch merkst, dass du dich von Personen trennen musst, wenn dir diese Personen nicht guttun und kein gutes Gefühl geben. Denn eins kann ich dir voraussagen: Wenn du schon mit einem unguten Gefühl in ein Treffen gehst, weil du denkst, die andere Person könnte von deinen wieder auftretenden Bauchschmerzen oder deinem wiederholten Klogang genervt sein, dann ist die Wahrscheinlichkeit viel höher, dass es dir dann wirklich nicht gut geht. Oftmals löst der Druck, sich nicht so zeigen zu können, wie man ist und wie man sich fühlt, Beschwerden aus.

Du solltest dir in wahren Freundschaften keine blöden Kommentare oder Sprüche anhören müssen.

Wenn eine Person wirklich dich mag und nicht eure gemeinsamen Aktivitäten, wird sie auf einen Restaurantbesuch oder Clubabend verzichten oder mit anderen Freund*innen ausleben können. Das Allerwichtigste, und das dürfte in diesem Kapitel deutlich geworden sein, ist, dass du offen mit deinem Umfeld sprichst – sei es deine Familie, dein Freundeskreis oder dein*e Partner*in. Denn nur so können uns die Menschen in unserem Umfeld verstehen und unsere Handlungen nachvollziehen. Trau dich, offen darüber zu sprechen – unsere wahren Freund*innen verstehen uns. Und wenn sie das nicht tun, dann sind es vielleicht keine wahren Freund*innen.

Kiki

Ich habe häufig das Gefühl, dass ich euch einschränke. Habt ihr auch manchmal dieses Gefühl? Und wenn ja, nervt es euch? 😔

Vanessa

Natürlich gibt es viele Aktivitäten, die wir gar nicht in Betracht ziehen, wenn wir unsere gemeinsame Zeit planen. Aber jede*r hat ja bestimmte Vorlieben und Wünsche, was die Gestaltung von Freizeit betrifft, und in einer Freundschaft ist es selbstverständlich, sich auf diese einzustellen. 😘 Deshalb nehme ich es nur selten als Einschränkung wahr, ich bin nämlich auch gern zu Hause und ziehe gemeinsame Abende großen Partys vor. Trotzdem müssen wir uns alle gemeinsam regelmäßig daran erinnern, uns nicht beschränken zu lassen. Immer mal wieder Neues ausprobieren, um nicht vom Gefühl des „das geht ja eh nicht" verschluckt zu werden. 😊

Lina

Ich glaube, es wäre unaufrichtig, zu behaupten, dass unsere Freundschaft völlig frei von Einschränkungen sei. Ein wichtiger Unterschied ist aber, dass nicht in erster Linie du uns oder die Art unserer Beziehung einschränkst, sondern die Auswirkungen deines Reizdarms. Es sind eher unsere gemeinsamen Aktivitäten begrenzt. Aber wie du weißt: Wir mögen schließlich dich für dich und die Zeit mit dir, sodass ich selbstverständlich auch mal auf einen Partyabend auswärts verzichte, um es mir mit dir und Take-out auf der Couch gemütlich zu machen. ❤ Trotzdem wichtig aus meiner Perspektive: eigene Bedürfnisse ehrlich kommunizieren und vertreten (ohne schlechtes Gewissen – das Verständnis sollte beidseitig sein).

Kiki

Wenn wir unterwegs sind und ihr wisst, dass die Situation eine Herausforderung für mich ist. Wie geht es euch damit?

Vanessa

Es ist ein bisschen, als wäre man mit seiner Omi oder dem Hund unterwegs. 🙍 Man denkt einfach für eine weitere Person mit, versucht ein Gefühl für die Lage zu bekommen und Situationen vorherzusehen. Je größer deine Anspannung ist, desto größer ist dann auch die eigene. Das ist natürlich schon anstrengend. Ich muss dann für mich vorher entscheiden: Habe ich gerade die Kapazitäten, um die Anspannung mitzutragen? Wenn ja, dann ist es mir deine Anwesenheit hundertmal wert. ❤ Wenn nein, dann ist es für uns beide besser, wenn wir die Herausforderung auf einen anderen Tag schieben und unsere Grenzen respektieren.

Lina

Wahrscheinlich spiegelt unsere Gefühlslage deine eigene in der jeweiligen Situation in sehr abgeschwächter Form wider: Ich nehme Räume, andere Menschen und Sinneseindrücke wie Gerüche und Lautstärke viel bewusster wahr als sonst. Im Grunde versuche ich vermutlich, für dich potenziell stressige Faktoren zu erkennen, um diesen auszuweichen oder dich in der Bewältigung unterstützen zu können. Kurz gesagt: Wenn ich könnte, würde ich dich manchmal am liebsten in eine große unzerstörbare Seifenblase stecken, in der die optimalen Kiki-Bedingungen herrschen. 🙌 In der könnte ich dich mitnehmen und wüsste, dass ich mir keine Sorgen um dich machen muss. 😊❤️

Kiki

Ich habe euch eine Zeit lang häufig angelogen. Habt ihr das gemerkt? Wie hat sich das für euch angefühlt? ✓✓

Vanessa

Ja, natürlich haben wir das gemerkt. 😄 Zum einen kannst du ungefähr so gut lügen wie Fünfjährige, die heimlich Schokolade gegessen haben, und zum anderen kennen wir dich ja auch schon eine ganze Weile. 🙃 Ob sich das schlecht angefühlt hat, war situationsabhängig. Wenn ich merke, dass du nur eine Ausrede suchst, um dich selbst zu schützen, dabei aber niemand unter dieser Ausrede leidet, dann bin ich gern bereit „mitzuspielen" und es dir leichter zu machen. Manchmal jedoch waren es auch Lügen, die in Verletzungen endeten, weil du in dem Moment, in dem wir dich darauf angesprochen haben, sehr defensiv geworden bist. Deshalb war es dann auch wichtig, dir irgendwann klarzumachen: Sei ehrlich mit uns, wir kennen dich eh viel zu gut. Nur so kann man offen kommunizieren und auch seine Bedürfnisse äußern, ohne die der anderen zu missachten. ❤️

Lina

Eigentlich war es ein Wunder, dass dir nicht in manchen Momenten eine kleine Pinocchio-Nase gewachsen ist. 🙈 Aber auch ohne: Ja, das haben wir gemerkt. Ich glaube sogar, dass uns hin und wieder klar war, dass es sich um eine (Not-)Lüge handelte, wenn dir das selbst noch nicht bewusst war. Und gerade deswegen fiel der Umgang damit schwer. Wenn man weiß, dass du dich nicht aktiv dazu entscheidest, unehrlich zu sein, gibt es kaum eine Grundlage für eine Auseinandersetzung. Das hinterlässt Frustration und ungute Gefühle. Die offene Konfrontation bietet dagegen allen Beteiligten die Möglichkeit, den anderen die eigenen Gefühle zu erklären. 😇

Kiki

Inwiefern hatte ich mich nach meinem Auslandsjahr verändert?

Vanessa

Ich finde nicht, dass du dich sehr verändert hast. Vielleicht hat sich deine Freizeitgestaltung geändert, deine Vorliebe für das Ausgehen oder große Menschengruppen. Aber das bist ja nicht du, das ist nur ein Teil von dir. Dein grundsätzlicher Optimismus, deine Offenheit gegenüber anderen und deine sprudelige Persönlichkeit sind geblieben. 😌❤️ Man darf auch nicht vergessen, dass das Auslandsjahr in eine Zeit gefallen ist, in und nach der man sich ohnehin sehr verändert, man erwachsen wird, Erfahrungen sammelt, vielleicht das erste Mal Misserfolge erlebt und irgendwie lernen muss, damit umzugehen. Ich glaube, du denkst vielleicht, dass dich die Zeit sehr verändert hat, aber ich glaube viel eher, dass dir dein Reizdarm, der in dieser Periode entstand, erschwert, ganz du selbst zu sein.

Lina

Rückblick ins Jahr 2012: Es ist etwa halb 2 nachts, Vanessa, Kiki und Lina sitzen zwischen einigen anderen Leuten, von denen sie die Hälfte heute zum ersten Mal sehen, im Kinderzimmer eines flüchtigen Bekannten auf dem Boden. Während Kiki semitreffsicher den Deckel ihres vierten (oder fünften?) Flic Flacs auf der Nasenspitze platziert, erzählt sie vom letzten großen Auftritt ihrer Tanzgruppe in der O2 Arena vor mehreren Tausend Menschen. Nichts Besonderes. Kurz darauf stehen die drei Mädels in der Küche des Gastgebers und schieben sich gleich mehrere viel zu heiße Käse-Piccolinis in den Mund, während sie erörtern, ob der eine aus der Stufe drüber hot genug sei, um langweilig zu sein. Später würden sie zu dritt bei Vanessa im Keller übernachten und die Sache zu Ende diskutieren – jetzt war erst mal wichtig, den Pegel zu halten. (Beantwortet das die Frage?) 😂

Kiki

Was hat sich in unserer Freundschaft verändert, seitdem ich offener mit euch über meine Ängste spreche?

Vanessa

Vieles ist leichter geworden. 😊 Man weiß, woran man ist, man kann sich vorbereiten, gemeinsam lachen und weinen über den Mist, den Ängste manchmal so anrichten können. Außerdem schweißt es einen enger zusammen, eine Last gemeinsam zu tragen. ❤️ Manchmal ist es aber auch eine große Verantwortung, die mit diesem Wissen einhergeht, denn nicht immer kann man entsprechend gut darauf eingehen. Das führt manchmal auch zu Unverständnis auf beiden Seiten, trotzdem ist es immer der richtige Weg, alles offen zu kommunizieren.

Kiki

Wie fühlt es sich an, mir nicht helfen zu können? 🙁

Vanessa

Natürlich wünsche ich mir von Herzen, dass das Leben leichter für dich werden kann. Dass du unbeschwerter sein darfst, weniger Schmerzen und Zweifel erleben musst. Trotzdem weiß ich, dass ich dir weder helfen kann noch sollte. Aus eigener Erfahrung kann ich sagen, dass insbesondere mentale Krankheiten von niemandem außer einem selbst besser erträglich

gemacht werden können. Dass es gar nicht so sehr um Heilung geht, sondern darum, dass man lernt, mit Ängsten, Zweifeln oder was auch immer umzugehen. Unsere Rolle als Freund*innen kann dabei nur sein, dir den Rücken freizuhalten, dich zu bestärken und dir manche Alltagsthemen abzunehmen. 🧡
Und veganes Eis herstellen – das kann ich. Und das ist ja wohl eine Riesenhilfe! 😄

Lina
Ungefähr so, wie wenn ein richtig fluffiges, dampfendes Stück von Vanessas Apfel-Zimt-Hefeschnecken frisch aus dem Ofen vor einen platziert wird, ein Klecks Vanilleeis darauf landet und einem dann gesagt wird, dass man es nicht essen darf (ist mir noch nie passiert, aber so stelle ich es mir vor): unbefriedigend, machtlos, betroffen und besorgt. 🙍 Na ja und dann kommt noch dazu, dass es bei dir um die beste Freundin und nicht um eine versäumte Hefeschnecke geht. Was allerdings auf beide Situationen zutrifft: Man muss sie nicht einfach so hinnehmen. Auch wenn wir deinen Reizdarm und die damit verbundenen Probleme nicht wegzaubern können, können wir dir immerhin eine neue Wärmflasche aufs Klo bringen und gemeinsam Witze darüber machen.

Kiki
Was würdet ihr Betroffenen raten, wie sie im Freundeskreis mit ihren Beschwerden umgehen sollten? ✓✓

Vanessa

Raus damit. Mit allem. Mit den Ängsten, den Sorgen, den Fragen, den Hürden. 👍 Auch wenn es sich anfühlt, als würde man sich nackig hinstellen und alles entblößen. Echte Freundschaft ist die beste Stütze im Leben, aber sie kann nur entstehen, wenn alle sich so nehmen, wie sie sind. ❤️ Und um das zu schaffen, muss man eben auch den Mut aufbringen, sich so zu zeigen, wie man ist. Das gilt nicht nur für Betroffene von Reizdarm oder Panikattacken.

Lina

Wenn es eine allgemeingültige Formel gäbe, dann wüsstet ihr wahrscheinlich schon davon. Deshalb ist das Wichtigste: Sprecht mit euren Freund*innen. Der Vertrauensvorschuss muss zwar von euch kommen, aber danach werdet ihr euch nur verbundener fühlen (wenn nicht, wollt ihr die Person vielleicht ohnehin nicht als Teil eures Freundeskreises). Nur im Austausch und mit einer großen Portion Ehrlichkeit könnt ihr gemeinsam herausfinden, wie ihr die Situation handhaben möchtet, sodass sich alle damit wohlfühlen. 👭

Kiki hat das Gruppenbild von **Girls** geändert

Kiki

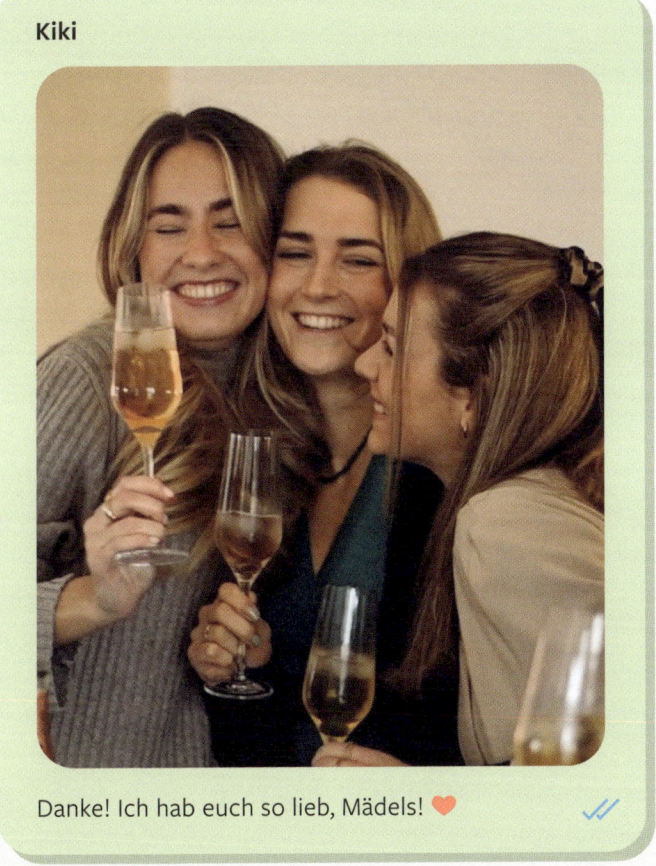

Danke! Ich hab euch so lieb, Mädels! ❤️

Vanessa
Ich euch auch! ❤️❤️❤️

Lina
Gerne! Ich hab euch auch lieb, Mädels! ❤️

Ich war mir nicht sicher, in welchem Teil dieses Buches ich über einen meiner großen Meilensteine in meinem Leben ausführlicher schreiben sollte, aber ich denke, dass es hier passend ist: Ein kleines Wesen hat auch dazu beigetragen, dass es mir heute besser geht. Denn ich wurde Anfang des Jahres 2022 Hundemami von einer ganz bezaubernden Maltipoo-Dame namens Peppa. Wenn ich über meine Zukunft nachdachte, hatte schon immer eins festgestanden: ein Hund an meiner Seite. Meine Eltern erfüllten mir diesen Kindheitstraum leider nie – obwohl ich „ganz ganz sicher" jeden Tag dreimal mit dem Tier rausgegangen und natürlich bei Bedarf allein zum Tierarzt oder zur Tierärztin gegangen wäre, das Hundetraining komplett übernommen und die ganzen Kosten selbst getragen hätte. ;) So dachte ich mir das jedenfalls mit zwölf.

Inzwischen kann ich die Entscheidung meiner Eltern, keinen Hund ins Haus zu holen, sehr gut nachvollziehen. Denn man unterschätzt, wie viel Arbeit das alles wirklich ist, und wenn man selbst diesen Wunsch nie hatte, ist es definitiv die richtige Entscheidung, sich nicht nur einen Hund „für die Kinder" anzuschaffen.

Stattdessen war ich stolze Besitzerin dreier Zwerghamster, die jeweils nicht länger als ein Jahr lebten. Der eine Hamster fiel von der Fensterbank, brach sich dabei das Genick und starb in meinen Händen – sehr traumatisierend für ein siebenjähriges Mädchen. Mein anderer Zwerghamster hatte ganz viele Tumoren und musste eingeschläfert werden. Mein dritter Zwerghamster starb während einem unserer Urlaube bei unseren Nachbarn. Wieso sterben Zwerghamster eigentlich immer auf so sonderliche Art und Weise?

Übrigens hier ein kleiner Einblick in das Leben der siebenjährigen Kiki: Meinem ersten Zwerghamster buddelten wir ein Grab in unserem Beet. Ich verabschiedete mich nach einer kleinen tränenreichen Zeremonie von ihm. Mir war zu diesem Zeitpunkt jedoch noch nicht bewusst, was mit Lebewesen passiert, wenn man sie unter die Erde bringt. Also dachte ich mir nach ein paar Monaten, dass ich mal nachschauen könnte, ob es meinem kleinen toten Zwerghamster in der Erde auch gut geht – und buddelte nach ihm. **Das Geschrei war groß, als ich nicht mehr ihn fand, sondern nur noch kleine knochenartige Stückchen. RIP kleiner Muck!**

Back to the present: Anfang 2022 entschieden Fabio und ich also, dass wir bereit seien, unsere kleine Familie um einen Vierbeiner zu erweitern. Mein Job ließ es zu, denn ich arbeitete täglich von zu Hause aus, und ich beschloss, dass, selbst wenn ich in der Zukunft einen anderen Job ausüben würde, dieser mit einem Hund vereinbar sein müsse. Als mich Peppa zum ersten Mal mit ihren großen Kulleraugen ansah und mit ihrer kleinen Zunge über meine Nase schleckte, wusste ich, dass sie nun ein Teil von uns war.

Sie stellte unser Leben komplett auf den Kopf. Nicht nur waren die nächtlichen Pipi-Sessions, die uneingeschränkte Aufmerksamkeit für sie und die Hundeerziehung eine Umstellung. Für mich war die größte Umstellung diese plötzliche Verantwortung für ein kleines Lebewesen. Anfangs war ich insgesamt überfordert, aber auch froh darüber, dass Fabio zwei Wochen Urlaub genommen hatte und wir die Anfangszeit gemeinsam meistern konnten. Neue Strukturen, neue Prioritäten und eine ganz neue Art Liebe.

Wenn ich mit Peppa kuschele, mit ihr trainiere oder spiele, vergesse ich alles um mich herum – und auch alles in mir. Ich achte nicht so stark auf meinen Körper, achte mehr auf sie und ihre statt auf meine Bedürfnisse. Peppa gibt mir Struktur und zwingt mich täglich vor die Tür, sei es auch nur für eine kleine Runde. Vor Peppa verließ ich häufig viele Tage nacheinander die Wohnung nicht, weil es schlicht keinen Grund gab. Dadurch verlor ich diese Routine, die mir guttut und Sicherheit gibt. Seit ihrem Einzug aber muss ich jeden Tag raus, mit ihr spazieren gehen und trainieren – das tut mir gut.

Nur eins mache ich äußerst ungern: Tierarztbesuche. Ich bin heilfroh, dass Fabio diesen Part übernimmt, denn wenn sich meine Anspannung und Angst auf den Hund überträgt beim Tierarzt, ist das für uns beide unschön.

Peppa begleitet mich immer mit auf die Toilette. Ich muss durch meine Reizdarm-Sessions also nicht mehr allein durch, sondern habe ein kleines wuscheliges Wesen auf meinen Füßen liegen. Manchmal, wenn ich wirklich lang auf dem Klo sitze, nehme ich sie mir auch auf den Schoß und funktioniere sie zu einer Wärmflasche um. Zum Glück sind Hunde nicht so geruchsempfindlich …

KAPITEL 5

UND TÄGLICH GRÜSST DER DARM

ALLTAG MIT REIZDARM

Ich habe dir in den vorherigen Kapiteln bereits einen Eindruck von meinen Struggles und Verhaltensweisen im Alltag gegeben, im Folgenden möchte ich noch ein wenig tiefer darauf eingehen und dir Einblicke in die Auswirkungen meiner Krankheit auf mein Leben als Studentin und auf die Arbeit geben.

Die Oberstufe, damals war ich siebzehn, achtzehn Jahre, habe ich sehr gut meistern können, obwohl es anfangs eine riesige Herausforderung war, mit den Beschwerden in die Schule zu gehen. Aber ich gewöhnte mich an die täglichen Routinen und benutzte immer dieselben Toiletten, weil diese meist unbenutzt blieben. Meine Schule war nicht groß und lag in einem kleineren Stadtteil Hamburgs in der Nähe meines Elternhauses.

Nach dem Abitur wusste ich allerdings nicht, was ich nun machen wollte, wie ich mich weiterbilden wollte und in welchem Beruf ich mich langfristig sehen würde. Nach langen Überlegungen entschied ich mich erst mal für ein FSJ (Freiwilliges Soziales Jahr). Ich bekam sogar spontan einen FSJ-Platz in einer Krippe in der Nähe, ich konnte also weiterhin zu Hause wohnen. Es war eine Gruppe mit 28 Kindern und vier Erzieherinnen – der Betreuungsschlüssel von 1:4 in Krippen ging nicht auf, der Alltag war dementsprechend extrem stressig.

Meine Aufgabenbereiche lagen im Wickeln der Kinder, im Bauen der Betten und im Sauberhalten des Essensraums nach den zwei Haupt- und einer

Nebenmahlzeit. Dazwischen spielte ich mit den Kindern oder lag krank zu Hause im Bett – ich war in diesem halben Jahr so häufig krank wie noch nie in meinem Leben. Ich hatte einmal im Monat Magen-Darm. Und zwar so richtig: Es kam unten und oben gleichzeitig raus. Ich fühlte mich eigentlich durchgehend schlapp und erkältet. Man kann sich vorstellen, dass selbst Personen mit einem gesunden Magen-Darm-Trakt darunter leiden würden, weil sich aber mein Darm zwischen den Infekten nicht erholen konnte, war es bei mir noch viel verstärkter. Meine Kolleginnen nervte, wie oft ich mich krankmeldete, aber mir ging es wirklich nicht gut.

Damit das FSJ anerkannt wurde, musste man gemeinsam mit anderen FSJler*innen an Seminaren teilnehmen. Diese fanden in Jugendherbergen außerhalb Hamburgs statt. Ich fuhr also für eine Woche mit ca. 20 anderen Jugendlichen in eine Jugendherberge. Du kannst dir inzwischen vielleicht vorstellen, wie schwierig das für mich war. Als ich mich an einem stürmischen Montag im Auto meiner Eltern auf den Weg nach Uelzen machte, sprang mir fast das Herz aus der Brust und mein Darm legte den Schleudergang ein. Ich musste zweimal auf der Strecke für einen Toilettengang halten. Bei meiner Ankunft ging es mir dann aber erstaunlich gut. Ich lernte neue Menschen kennen, neue Ansichten und setzte mich mit neuen Themen auseinander. Jeden Tag nahm ich eine Stopftablette (Loperamid), in der Hoffnung, dass ich keinen Durchfall bekommen würde. Schlafen und essen konnte ich in dieser Woche überhaupt nicht, ich ernährte mich von Bananen und Müsliriegeln. Ich merkte, wie anstrengend all das für meinen Körper war, und war heilfroh über die Heimfahrt. Denn ich war überglücklich, dass es mir gut ging, verdammt stolz darauf, wie ich das gemeistert hatte, aber gleichzeitig eben auch völlig erschöpft.

Mein FSJ habe ich nach einem halben Jahr abbrechen müssen, da ich den Gang zur Arbeit körperlich nicht mehr geschafft habe. Die ständigen Infekte und das Unverständnis der Kolleginnen war für mich nicht mehr tragbar. Kurz darauf trennte ich mich zudem von meinem Ex-Freund und wollte, um über ihn und unsere Beziehung hinwegzukommen, ganz weit weg. Ich fing also in Kiel ein Studium der Öffentlichkeitsarbeit und Unternehmenskommunikation an – ja, ganz weit weg von Hamburg war das nicht, aber es fühlte sich für mich

schon mal so an. Ich hatte mir ein kleines Airbnb in der Nähe der Uni ge-
mietet, denn das gab mir Sicherheit, weil ich jederzeit dort auf Toilette gehen
konnte. Allerdings spürte ich etwas, das ich zuvor so noch nie gespürt hatte:
die Angst vor dem Alleinsein. Da ich vorher noch zu Hause bei meinen Eltern
gewohnt hatte und immer mit meinem Ex-Freund zusammen gewesen war,
war ich es nicht gewohnt, je allein zu sein. Es war immer jemand da und ich
hatte nie das Gefühl, auf mich allein gestellt zu sein. Das änderte sich natürlich mit meinem Entschluss, nach Kiel zu ziehen.

Hier lag ich nun abends weinend im Bett, rief meine Mama an und erzählte
ihr von meinen unschönen Gefühlen. Erzählte ihr von der Angst, dass, wenn
ich jetzt umkippen würde, es niemand merken würde. Mir niemand helfen
könnte. Bis heute habe ich Angst davor, allein zu sein, und freue mich abends
immer, wenn Fabio von der Arbeit nach Hause kommt, denn dann fühle ich
mich sicher. Aufgrund der Ängste und wahrscheinlich auch, weil ich zu Beginn meines Studiums in Kiel Fabio in Hamburg kennenlernte, pendelte ich
fast täglich zwischen Hamburg und Kiel hin und her. Ich ging sehr ungern zur
Uni, die Vorlesungen stressten mich, auch wenn wir gar nicht so viele Student*innen waren. Ich merkte irgendwann, dass mir die Fächer nicht gefielen,
also brach ich das Studium nach drei Monaten ab. Es fühlte sich gut an, richtig, als würde mir das eine Last von den Schultern nehmen. Ich war glücklich,
wieder bei meinen Eltern zu wohnen, und fühlte mich wieder sicher.

Zum nächsten Sommersemester bekam ich einen Studienplatz an der Uni-
versität Hamburg für den Studiengang Sozialökonomie – ein super Studiengang, wenn man keine Ahnung hat, was man machen möchte. Im ersten
Studienjahr belegt man vier Grundkurse: VWL, BWL, Recht und Soziologie.
Man wählt nach einem Jahr einen Schwerpunkt – ich entschied mich für BWL –
und nach zwei Jahren eine Vertiefung. Das Gute an dem Studiengang war,
dass es keine Anwesenheitspflicht gab. Der Nachteil war, dass es an der Uni
Hamburg war: eine riesige Uni, unfassbar viele Menschen, ein riesiger Campus
und alles superanonym. An meinen Vorlesungen nahmen durchschnittlich
200 Personen teil. Ein riesiger Vorlesungssaal mit so vielen Menschen. Dabei
gucken alle Student*innen nach vorn und keiner im Saal spricht, außer den
Dozent*innen. Es bekommt also jede*r mit, sobald eine Person den Hörsaal

UND TÄGLICH GRÜSST DER DARM

betritt oder verlässt. Wie du inzwischen weißt, muss ich bei meinen Durchfall-Sessions aber häufig mehrere Male nacheinander und für längere Zeit auf Toilette – ein absolutes Horrorszenario, wenn das 200 Menschen mitbekommen. Ich probierte Verschiedenes aus, auf der Suche nach etwas, das mir helfen könnte: Ich setzte mich an den Rand der Stuhlreihen, mal vorn, mal hinten, sprach davor mit den Dozent*innen. Es war dennoch jedes Mal gleich schrecklich. Ich konnte mich nicht mal ansatzweise auf das Thema konzentrieren, konnte nichts lernen. Mein Kopf sprudelte über vor Gedanken wie: „Wie geht es mir jetzt?", „Hat jemand mitbekommen, dass mein Bauch Geräusche macht?" oder „Jetzt geht gerade schon jemand auf Toilette, das heißt, ich kann jetzt nicht gehen, sonst würde die Person das ja mitbekommen."

Jeder Tag in der Uni war kräftezehrend, vom Lerninhalt selbst habe ich nichts mitgenommen. Immerhin lernte ich an den Tagen, an denen ich anwesend war, ein paar Mädels kennen. Ich traute mich, offen mit ihnen über meine Beschwerden zu sprechen, und entschloss mich, mein Studium von zu Hause fortzuführen. Jeden Tag lernte ich und brachte mir alles selbst zu Hause bei. Die Mädels aus der Uni schickten mir ihre Materialien aus Übungen und Vorlesungen – was für mich super geklappt hat! Und das zeigten meine Noten, die konstant zwischen 1,0 und 2,0 lagen – kurzer Streberflex. Im Ernst, ich denke, dass es daran lag, dass ich mir die Lerninhalte selbst beibrachte und sie so besser verstehen konnte.

Corona spielte mir natürlich auch in die Hände, denn auf einmal wurden alle Vorlesungen und Übungen online abgehalten. Alle Lerninhalte waren darauf ausgelegt, dass sie online funktionierten. Ich hatte also in meinem zweiten und dritten Studienjahr wirklich das Gefühl eines Studiums – ohne das Campusleben, die Partys und das Mensaessen. Vermisst habe ich all das zugegebenermaßen aber auch nicht. Die Klausuren fanden, nachdem sie während eines einzigen Semesters online abgehalten worden waren, ansonsten allerdings in Präsenz statt. Die Klausurenphase ist ohnehin schon für alle die stressigste Zeit des Jahres. Bei mir kamen aber noch ganz andere Ängste hinzu. Ich bereitete mich auf jede Klausur unfassbar intensiv vor, denn mein Kopf war in einer Klausurensituation schon so voller Ängste bezüglich meiner Angststörung und meines Reizdarms, dass ich nicht noch Ängste vor der Klausur selbst haben konnte. Dabei half auch nicht die Prüfungssituation selbst, weil man nur einmal und dabei nicht länger als fünf Minuten auf Toilette gehen kann. Lieber schob ich also eine Klausur auf das nächste Semester, als unvorbereitet in die Prüfung zu gehen. Wenn während einer Klausur dann noch die Panik hinzugekommen wäre, nicht genug gelernt zu haben, nicht weiterzuwissen oder durchzufallen, dann wäre es auf jeden Fall in einer Panikattacke im Hörsaal geendet. Ich hatte also nie das Gefühl eines Studentinnenlebens, lernte dort keine Freund*innen fürs Leben kennen, feierte nicht unter der Woche oder lernte in der Bibliothek. Meine Freund*innen wiederum lebten ihr Student*innenleben in vollen Zügen aus. Wieder etwas, wo ich nicht mitsprechen konnte.

Neben dem Studium suchte ich mir einen Job an einer Grundschule. Ich half in der Nachmittagsbetreuung aus und unterstützte Kinder, die Hilfe brauchten, den Nachmittag zu meistern. Drei bis vier Tage die Woche arbeitete ich nachmittags drei Stunden lang in der Schule – vier Jahre lang. Ich fühlte mich dort extrem wohl. Ich konnte mit einigen Kolleginnen offen über meine Probleme sprechen. Ich fand schnell eine Toilette, bei der ich wusste, dass dort nie jemand hinging – im Musikhaus oben rechts, in dem nur selten Unterricht gegeben wurde. Auch wenn die Toiletten etwas zu klein waren für mich – schließlich sind sie für Erst- bis Viertklässler*innen konzipiert –, fühlte ich mich wohl dort. Da ich einen eigenen Schlüssel hatte, konnte ich jederzeit die Toilette nutzen, was mir auch ein Sicherheitsgefühl gegeben hat. Ich hatte auch nie die alleinige Verantwortung für eine Klasse. Da ich nur als Zusatzkraft in den Klassen unterstützte, konnte ich der Hauptbetreuerin jederzeit ein Zeichen geben, wenn ich auf Toilette gehen musste. Das nahm mir den Druck, was wiederum dazu führte, dass ich in diesen vier Jahren vielleicht fünf Mal dringend aufs Klo musste! Das ist doch verrückt, wie viel das ausmacht. Wenn ich in einer Situation stecke, in der ich mich nicht traue, offen über meine Beschwerden zu sprechen, oder in der ich nicht einfach auf Toilette gehen kann oder versuche, meine Beschwerden aktiv zu verstecken, ist die Gefahr der Darmbeschwerden so viel höher. Ein weiteres Indiz dafür, wie eng der Darm und das Gehirn miteinander verbunden sind.

Weißt du, was aber auch noch eng mit dem Darm verbunden ist? Der Zyklus. Nachdem ich monatelang meinen Zyklus, meine Periode und meine Darmbeschwerden getrackt hatte, konnte ich einen ganz starken Zusammenhang feststellen.

Um meinen Eisprung herum leide ich unter viel stärkeren Symptomen, als ich es ohnehin tue. Es fängt ungefähr drei Tage vorher an: ein starker Blähbauch, Bauchkrämpfe und lange Durchfall-Sessions plagen mich an diesen Tagen. Zudem habe ich am

Tipp: *Es gibt verschiedene Apps, mit denen du deine Periode tracken kannst. Ich benutze beispielsweise die Flo-App und trage dort jeden Monat den Zeitpunkt meines Eisprungs und meiner Periode ein. Bei Phasen, in denen es mir nicht gut geht, schaue ich in die App und denke mir häufig: „Aha! Daran liegt es wohl!"*

Tag des Eisprungs auch starke Schmerzen, aber andere als meine üblichen Beschwerden. Ich spüre entweder auf der rechten oder der linken Seite ein starkes Ziehen. Jeder Schritt schmerzt, pupsen schmerzt ebenso wie pinkeln. Bevor ich meinen Zyklus trackte, dachte ich mal drei Monate lang, ich hätte eine Blinddarmentzündung. Panisch erzählte ich meiner Mutter von dem starken Ziehen, den stärkeren Durchfällen und dem Unwohlsein.

Wir machten sofort einen Untersuchungstermin bei meiner Ärztin aus. Alle drei Male konnte aber keine Entzündung festgestellt werden und die Beschwerden hörten auch direkt am nächsten Tag wieder auf. Meine Ärztin erklärte mir damals, dass es ein Mittelschmerz sein könnte, der aufgrund des Eisprungs entstehen kann. Und genau das war bei mir der Fall. Manchmal habe ich an diesem Tag stärkere Schmerzen als während meiner Periode. Ich probiere, mir bestmöglich den Tag freizuhalten. Ich sage Treffen ab und lege mich auf den Rücken auf die Couch, mit einer Wärmflasche auf dem Bauch. Seitenlage verstärkt leider die Schmerzen. Am nächsten Tag sind die Beschwerden dann plötzlich weg, es hält also meist nur einen halben Tag an. Ich kann mittlerweile die Uhr danach stellen, dass ich fünf Tage vor Beginn meiner Periode stärkere Darmbeschwerden bekomme. Auch da habe ich einen aufgeblähten Bauch und Durchfall-Sessions. PMS (Prämenstruelles Syndrom) äußert sich bei mir unter anderem durch Stimmungsschwankungen,

Unwohlsein, ein stärkeres Angstempfinden und vermehrte Darmprobleme. An den Tagen meiner Blutung selbst sind die Regelschmerzen aushaltbar und wohl im Vergleich zu anderen ganz normal. Ich habe also „nur" jeden Monat ein paar Tage vor dem Eisprung und ein paar Tage vor Periodenbeginn stärkere Beschwerden. Ist ja nicht so, als hätte ich nicht ohnehin schon sehr oft Durchfall und Bauchkrämpfe ... Manchmal denke ich: „Okay Körper, reicht jetzt aber auch wirklich mal."

REIZDARM UND DER WEIBLICHE ZYKLUS:

Wir wissen bereits, dass sich Sexualhormonrezeptoren entlang des Magen-Darm-Trakts befinden. So ist es nicht verwunderlich, dass die starken Schwankungen der Sexualhormone während eines Zyklus maßgeblich die Arbeit des Darms beeinflussen.

Tatsächlich modulieren die weiblichen Geschlechtshormone die Darmmotilität (Darmbewegung) sowie die viszerale (Eingeweide betreffende) Schmerzwahrnehmung, indem sie Einfluss auf die Darm-Hirn-Achse ausüben. Dieses Bild spiegelt sich auch in der Praxis wider. So berichten Reizdarmpatient*innen vor allem in den Phasen mit den höchsten Schwankungen der Sexualhormone (um den Eisprung herum und vor der Periode) von verstärkten Symptomen. Dazu zählen die Verschlimmerung von Bauchschmerzen, Blähungen sowie die Veränderung der Stuhlkonsistenz.

Mein Studium an der Uni Hamburg neigte sich dem Ende zu. Und wie bereits nach dem Abitur stellte ich mir die Frage: „Und was zur Hölle soll ich bitte jetzt als Nächstes machen?" Wie sollte ich einen Job finden – mit meinen Beschwerden? Ich wollte arbeiten. Ich wollte Praxiserfahrung sammeln. Ich wollte neue Menschen kennenlernen und mir Wissen aneignen. Ich wusste, dass meine Stärken im Marketing liegen. Ich wusste, dass ich kompetent bin und mit meinen erlernten Fähigkeiten für ein Unternehmen eine große Bereicherung sein könnte. Ich wusste aber gleichzeitig auch, dass ein Job, bei dem ich nine to five in einem Büro sitze oder unterwegs bin, nicht mit meiner Krankheit vereinbar wäre. Ich hatte Angst, dass ich negativ auffallen würde, weil ich so viel Zeit auf Toilette verbringe. Was, wenn ich Meetings spontan verlassen müsste, weil es mir plötzlich nicht gut geht? Was, wenn die Kolleg*innen gemeinsam etwas essen gehen wollen und ich mich nicht traue, mitzugehen? Was, wenn Events anstehen, an denen ich nicht teilnehmen kann, weil mein Darm andere Pläne hat?

Diese Ängste schwirrten mir täglich durch den Kopf und bereiteten mir schlaflose Nächte. Schnell beschloss ich, dass für mich ein Job im Homeoffice am ehesten infrage kommen würde – dank Corona wurde das auch bei vielen ausgeschriebenen Jobs direkt angeboten.

Während meiner letzten Studienmonate fing ich an, immer regelmäßiger auf Social Media zu posten. Ich postete schöne (stark bearbeitete) Bilder von mir, teilte mein nach außen hin scheinbar perfektes Leben, meine glückliche Beziehung und das wunderschöne Essen, das ich natürlich täglich zubereitete. Mit der Zeit kamen ein paar Brands auf mich zu und fragten an, ob ich Content für sie erstellen wollen würde. Sie würden dann meine Bilder und Videos, die ich für sie erstellen würde, auf ihren Kanälen posten. Anfangs erhielt ich eine Vergütung in Form ihrer Produkte.

Meine enge Freundin Janet, die im Social-Media-Bereich tätig ist und heute, by the way, meine (allerbeste) Managerin ist, wies mich schnell darauf hin, dass ich auch eine monetäre Vergütung verlangen könnte. Ich erinnere mich noch gut an die erste E-Mail, die ich verschickte. Es hat sich unfassbar seltsam angefühlt, nach Geld zu fragen. Ich glaube, für meine erste bezahlte Content Creation bekam ich 50 Euro, aber die Preise stiegen kontinuierlich an und ich konnte irgendwann sogar meinen Job in der Nachmittagsbetreuung der Schule kündigen.

Ich merkte, dass mir diese Arbeit lag und dass es mir Spaß machte, Produkte in Szene zu setzen. Mir zu überlegen, wie diese am besten zur Geltung kommen könnten, wie ich den Stil der verschiedenen Brands in der Erstellung meines Contents adaptieren könnte. Außerdem schrieb ich parallel meine Bachelorarbeit über den Einfluss von Priming-Effekten (die unterbewusste Beeinflussung von Menschen) auf die Konsumentscheidungen nachhaltiger Produkte.

Zum Ende meines Studiums fragte ich dann bei den Brands, für die ich die Content Creation machte, an, ob sie gerade freie Stellen hätten. Bei fast allen war das sogar der Fall, sodass mir auf einmal vier Jobangebote vorlagen. Ich konnte mein Glück kaum fassen, denn ich hörte von Kommiliton*innen und Freund*innen, dass sie Schwierigkeiten bei der Jobsuche hätten. Bei mir waren ein Schmuck-Label und eine Brand für Periodenprodukte in der engeren Auswahl. Bei beiden klangen die ausgeschriebenen Tätigkeitsfelder, die Bezahlung und das Arbeitsumfeld ähnlich, sie wussten über meine Beschwerden Bescheid und ich hätte im Homeoffice arbeiten können. Nach vielen weiteren schlaflosen Nächten sagte ich der Brand für Periodenprodukte zu. Ich erzählte meinen Freund*innen davon, meiner Familie und meinen Kommiliton*innen, merkte aber bei jedem Mal mehr, dass ich das eigentlich gar nicht machen wollte. Dass ich meine Energie, meine Kreativität und meine Zeit nicht in eine andere Brand stecken wollte, um sie und ihren Social-Media-Auftritt groß zu machen. Viel mehr wollte ich mich selbst groß machen!

@KIKIDOYOULOVEME

―――――――

MEINE GESCHICHTE AUF INSTAGRAM

Nach unzähligen Pro-und-Kontra-Listen, langen Gesprächen und (sehr) vielen Tränen sagte ich den Job wieder ab, denn es hatte sich in der Zwischenzeit in meinem Leben einiges verändert. Während der Corona-Zeit, in der die ganze Welt stillgestanden hatte, wir zwischenzeitlich unsere Wohnungen nur für wirklich Wichtiges hatten verlassen dürfen, kaum noch soziale Kontakte gepflegt hatten, beschloss ich mich dazu, öffentlich auf Instagram über meinen Reizdarm und meine Panikattacken zu sprechen. Es fiel mir in dieser Phase leichter, damit anzufangen, weil ich wusste, dass ich in nächster Zeit nur meine Familie sehen würde. Ich wollte mich nicht für meine Entscheidung rechtfertigen oder blöde Sprüche von meinen Freund*innen anhören müssen, denn es war für mich ein supersensibles Thema und ich stand selbst noch nicht zu hundert Prozent hinter dieser Entscheidung. Mein Instagram-Kanal wuchs langsam, aber stetig, und es fühlte sich nicht mehr richtig an, diese perfekte Scheinwelt darzustellen, wenn es mir in Wirklichkeit doch gar nicht gut ging.

In der Vergangenheit hatte ich häufig den Wunsch verspürt, auf Instagram darüber zu sprechen. Ich schrieb ganze Texte in meinen Notizen, in denen ich mich und meine Krankheit „exposte". Ich traute mich aber nie, diesen Schritt letztlich auch zu gehen, wusste aber, dass es in meiner kleinen Community bestimmt Menschen mit ähnlichen Problemen geben würde.

In meinem kleinen Freundes- und Bekanntenkreis sprach ich immer offener über meine Beschwerden und Ängste. Und immer häufiger bekam ich zu hören: „Oha, Kiki. Ich habe genau das Gleiche, aber dachte immer, ich wäre allein damit. Endlich spricht mal jemand drüber, das tut so gut." Ich dachte mir, wenn das in meinem Umfeld schon so häufig vorkommt, wie wird das dann erst auf Instagram sein?

Natürlich bedeutete die Entscheidung, öffentlich über meine Krankheit zu sprechen, dass ALLE von jetzt auf gleich Bescheid wissen würden. Meine Freund*innen wussten es eh, aber die Kommiliton*innen, Freund*innen von damals, Bekannten und Arbeitskolleg*innen noch nicht. Es war ein riesiger Schritt für mich und ich habe viel darüber nachgedacht.

Im April 2021 durchlebte ich erneut eine Panikattacke. Zu dieser Zeit ging es mir mental gar nicht gut. Täglich plagten mich Ängste, was die Nachrichten und ständigen Corona News ganz und gar nicht verbesserten. Ich stellte mein Handy auf und filmte mich nach einer Panikattacke. Ich weinte und erzählte, wie sehr mich diese Gefühle und diese Attacken immer wieder belasteten. Daraufhin repostete eine große Influencerin meine Story und was dann passierte, hätte ich mir niemals erträumen können: Mein Postfach explodierte mit Nachrichten von Menschen, denen es ähnlich ging. Die mir helfen und mich unterstützen wollten, mir das Gefühl vermitteln wollten, nicht allein zu sein damit. So etwas hatte ich noch nie zuvor erlebt.

Nach all den Jahren merkte ich das erste Mal, dass ich so wirklich gar nicht allein damit war. Dass so viele Menschen ähnliche Struggles durchmachten, ich fühlte mich gehört und verstanden. Immer mehr traute ich mich, über die Angststörung zu sprechen. Ich erklärte meiner kleinen Community die Vorgänge in meinem Körper. Meine Gefühle damit. Meine Symptome. Die Einschränkungen in meinem Alltag. Und die Auswirkungen auf meine Beziehung und Freundschaften.

Daraufhin kam ein Instagram-Format namens „Mädelsabende" von FUNK auf mich zu und fragte an, ob ich an der Themenwoche zum Thema Angststörung teilnehmen wollte. Auf dem Kanal wird über verschiedenste Themen aufgeklärt und Tabus werden gebrochen. An dieser Stelle möchte ich eine riesige Empfehlung an all jene aussprechen, die diesen Kanal noch nicht kennen. Ich folgte Mädelsabende schon länger und es hatte mich immer beeindruckt, wie offen Menschen hier über Periodenblut, Geschlechtsverkehr, Darmbeschwerden und viele weitere gesellschaftliche Tabus sprechen konnten. Unter den Beiträgen tauschen sich immer noch täglich so viele Menschen in oft langen, tiefgründigen Kommentaren aus.

Mich faszinierte es, welche Seiten Instagram neben dem gelebten Klischee der heilen, perfekten Welt auch haben kann. Umso mehr freute ich mich, dass ich nun auf diesem Kanal mit einem Thema, das mich seit Jahren beschäftigt hatte, die Möglichkeit bekam, neue Menschen zu erreichen. Es handelte sich um ein Interviewformat, in dem mir schriftlich Fragen gestellt wurden, auf die ich in Form eines Videos antwortete. Ich kam in einen Redefluss, es fühlte sich unglaublich gut und bestärkend an, über das Thema zu sprechen. Bei einer Frage brauchte ich allerdings bestimmt zwanzig Anläufe: „Welchen Ursprung haben deine Panikattacken?" ...

In diesem Moment realisierte ich, dass ich nur eine Seite meines Krankheitsbildes mit meiner Community geteilt hatte: Ich hatte in den ersten Monaten nur über meine Angststörung gesprochen, denn ich traute mich noch nicht, über meinen Reizdarm zu sprechen, weil ich mich für ihn mehr schämte als für die Angststörung. Mir wurde jedoch immer mehr bewusst, dass ich diese Seite auch noch teilen wollte, weil es sich auch wie ein Verheimlichen anfühlte. Verheimlichen des Teils, der mein Leben weitaus mehr einschränkte als die Angststörung. Es fühlte sich falsch an, immer detaillierter über die Panik zu sprechen, ohne dabei ihren Ursprung zu teilen.

Ich beschloss also an diesem Tag, dass ich auf meinem Kanal, der mittlerweile immerhin 6.000 Follower*innen hatte, über meinen Reizdarm sprechen möchte. Ich fühlte mich zurückversetzt in die Zeit, in der ich Fabio von meinen Darmbeschwerden erzählt hatte. Da war erneut diese Sperre in meinem Kopf – es war mir schier unmöglich, die Wörter „Durchfall" oder „Bauchkrämpfe" auszusprechen.

Nach mindestens dreißig Versuchen, die Story aufzunehmen, hatte ich es geschafft und war sogar zufrieden mit meinen Worten. Meine Hände zitterten, als ich die Story untertitelte, und mein Herz schlug mir bei der Veröffentlichung bis zum Hals. Danach legte ich erst einmal sofort mein Handy zur Seite, kochte mir einen Tee, machte mir eine Wärmflasche und ließ mich von Fabio fest umarmen. Mein Safe Space.

Fabio hatte diese Entscheidung von Anfang an unterstützt und bestärkte mich darin, öffentlich über meine Krankheit zu sprechen. Ich bin ihm bis heute unfassbar dankbar dafür, denn ich hätte diesen Schritt ohne ihn und ohne das Gefühl, dass er hinter mir steht, niemals unternommen.

Als ich nach einer Stunde wieder auf mein Handy schaute und Instagram öffnete, sah ich erneut unfassbar viele Nachrichten von Menschen, denen es ähnlich ging. Viele davon hatten mir bereits ein paar Wochen zuvor geschrieben, dass sie auch unter einer Angststörung litten. An diesem Tag aber schrieben sie mir erneut und erzählten mir, dass der Ursprung ihrer Angststörung auch ein Reizdarm sei. Ich war hin und weg. Ich weinte den ganzen Abend vor Erleichterung, Freude und Mitgefühl. Für mich stand fest, ich muss mehr darüber sprechen. Denn nicht nur ich leide unter dieser Kombination von Krankheiten, sondern unfassbar viele Menschen – vor allem Frauen – eben auch.

Ich lud also von nun an, neben dem Schreiben meiner Bachelorarbeit, täglich Stories und Beiträge auf Instagram hoch. Ich sprach immer mehr über meine Darmbeschwerden und über die Panikattacken. Aus meinem Freundes- und Familienkreis kamen ausschließlich bestärkende Worte, was es mir erleichterte, mich zu öffnen. Ich verbrachte täglich mehrere Stunden mit dem Beantworten von Nachrichten in meinem Postfach, nahm mir Zeit für jede einzelne Nachricht.

Ich wünschte, ich könnte das heute auch noch so intensiv machen, aber die wachsende Follower*innenzahl lässt das immer seltener zu. Ich gebe dennoch mein Bestes, denn die Bindung zu meiner Community war mir schon immer das Allerwichtigste. Ich veranstaltete regelmäßig Treffen auf Zoom mit zehn meiner Follower*innen: die „Lunch Dates". Wir aßen gemeinsam zu Mittag und tauschten uns über verschiedene Themen aus. Häufig ging es um die Krankheiten, aber wir sprachen auch oft über andere Tabuthemen. Über Themen, die man sonst nur mit den engsten Freund*innen bespricht – wenn überhaupt.

Nach und nach fühlte sich meine Community aber an wie eine große Gruppe von Freund*innen. Manchmal hatte ich das Gefühl – und das ist bestehen geblieben –, dass mich meine Follower*innen besser verstehen als meine besten Freund*innen oder manchmal sogar mein Partner. Ich erwähnte ja bereits im Kapitel über Freundschaften und Beziehungen, dass Menschen, die all das noch nie gespürt haben, mich vielleicht verstehen können, aber nachempfinden können sie es nie. Meine Follower*innen können mich daher auf einem ganz anderen Level verstehen, ja, meine Gefühle nachempfinden, als es meine engsten Freund*innen tun.

Mit meiner wachsenden Follower*innenzahl wurden auch immer mehr

Brands auf mich aufmerksam. Ich hatte meine ersten bezahlten Kooperationen. Eine völlig neue Welt für mich. Ich hatte mir nie vorstellen können, dass mir Unternehmen mal echtes Geld zahlen würden, damit ich ihre Produkte bewerben würde. Janet, die zu diesem Zeitpunkt bereits selbstständig als Artist Managerin tätig war, brachte aber nach und nach Licht ins Dunkel. Janet hatte bereits damals das Know-how und auch Kontakte zu tollen Brands und gründete schließlich ihre Agentur Moongency, der ich direkt mit der Gründung beitrat. Es war die beste Entscheidung aller Zeiten, denn Janet unterstützte mich mental vor allem am Anfang sehr. Sie machte mir immer wieder Mut, tröstete mich nach meinen ersten Hassnachrichten und entwickelte mit mir zusammen Ideen für meinen Kanal.

Und jetzt sind wir wieder am Anfang des Kapitels angelangt, denn nun stand die Entscheidung an: Kackfluencerin (Janets Idee, und ich liebe den Begriff bis heute sehr) oder Content Managerin für ein Unternehmen? Letztendlich entschied ich mich für das Risiko. Ich legte für mich den Zeitraum eines Jahres fest, in dem ich schauen würde, wie mir das Ganze gefiel und ob ich Potenzial in alldem sehen würde. Wenn nicht, könnte ich mir immer noch etwas anderes suchen. Und was soll ich sagen? In zehn Tagen ist dieses Jahr vorbei (wenn du diese Zeilen liest, also schon deutlich länger), und keine Zelle meines Körpers denkt ans Aufhören.

#KACKFLUENCERIN

M eine Mission als Kackfluencerin auf Social Media besteht darin, das Tabuthema Darmbeschwerden und Stuhlgang zu enttabuisieren. So viele Jahre habe ich mich für das normalste der Welt geschämt: Stuhlgang. Jeder Mensch kackt, jeder Mensch furzt, jeder Mensch hat mal Verstopfung und jeder Mensch hat mal Durchfall. Es würde das Leben vieler Menschen, mich inbegriffen, so vereinfachen, wenn man offener über dieses Thema sprechen könnte.

Ich möchte Menschen dahingehend influencen und inspirieren, sich zu trauen, über ihre Krankheit zu sprechen. Ich möchte auch, dass ihnen bewusst wird, dass sie damit nicht allein sind. Dass sie aufgrund ihrer Darmbeschwerden nicht schwächer sind als Menschen ohne.

Ich möchte genau diesen Menschen eine Plattform geben, damit sie sich untereinander connecten und austauschen können. So habe ich beispielsweise eine Facebook-Gruppe gegründet, die mittlerweile über 2.000 Menschen umfasst, die sich täglich untereinander austauschen – an „geteiltes Leid ist halbes Leid" ist einfach viel dran.
Es gibt viele Kanäle auf Instagram, die über Darmkrankheiten aufklären – meistens allerdings aus medizinischer Sicht. Ich aber wollte unbedingt aus der eigenen Erfahrung berichten: über die täglichen Probleme, die mit einem Reizdarm einhergehen, über Ängste, Schuldgefühle und Hürden. Wollte mit Humor und Lockerheit das Thema enttabuisieren und mich dabei selbst nicht allzu ernst nehmen.
Allerdings möchte ich mich nicht ausschließlich auf die Krankheiten beschränken. Ich bin schließlich weitaus mehr als meine Krankheit, habe verschiedene Interessen und möchte auch diese auf Instagram ausleben.

Nach und nach fand ich mich immer mehr zurecht in der anfangs so überfordernden Instagram-Welt.

Mit dem Schritt, öffentlich über meine Krankheit zu sprechen, wurde auch immer häufiger die Presse auf mich und meinen Kanal aufmerksam. Es fühlte sich surreal an, über das Thema, für das ich mich seit Jahren geschämt hatte und über das ich jahrelang geschwiegen hatte, mit einer fremden Person zu sprechen. Mit dem Wissen, dass das, was ich sagte, in Zeitschriften und Online-Artikeln zu finden sein würde.

Aber auch darin wurde ich mit der Zeit immer selbstbewusster und konnte immer offener über meine Vergangenheit und meine Krankheit sprechen. Instagram wurde für mich zu einer Art Therapie. Das soll nicht heißen, dass mir Instagram bei der Heilung oder dem Umgang mit meiner Angststörung oder meinem Reizdarm hilft oder eine Therapie ersetzt, sondern dass ich gelernt habe, mich nicht mehr für meine Krankheit zu schämen. Ich wusste jetzt, dass ich nicht allein war.

In den vergangenen zwei Jahren lernte ich so viel dazu, tauschte mich täglich mit meiner Community aus und wuchs immer mehr über mich hinaus. Mein Schamgefühl wurde immer kleiner, wie auch meine Symptome und die unangenehmen Situationen im Bekanntenkreis weniger wurden. Ich musste mich auf einmal nicht mehr rechtfertigen, musste nicht mehr erklären, weshalb ich eine Party absagte, wieso ich früher nach Hause wollte oder nicht mit essen gehen konnte. Es erleichterte mein Leben ungemein, denn mein gesamtes Umfeld wurde auf einmal viel sensibler.

Meine Tätigkeiten auf Instagram ermöglichten mir plötzlich so vieles. Ich bekomme wöchentlich Einladungen zu Events und Reisen. Diese sage ich größtenteils ab, denn meist würden mich diese in andere Städte führen, und allein die Vorstellung, mit dem Zug dorthin zu fahren, ist für mich noch mit einer zu großen Angst verbunden.

Anfang des Jahres 2022 konnte ich aber zu einer Möglichkeit, die mein Leben auf Instagram verändern könnte, nicht Nein sagen. Im April gab Carmen (@Carmushka) bekannt, dass im Sommer „The House of Carmushka" stattfinden sollte. Im Rahmen dieser Woche konnten zehn Creatorinnen an Workshops teilnehmen, Content kreieren sowie von ihr und ihrem Team lernen. Sie rief dazu auf, dass ihre Community Vorschläge für inspirierende

Personen auf Instagram, die an dieser Woche teilnehmen könnten, einschicken sollte. Daraufhin haben mich anscheinend einige ihrer und meiner Follower*innen vorgeschlagen. Ich erinnere mich gut an die Nachricht meiner Managerin Meret, die im Januar 2022 bei Moongency angefangen hatte, ab sofort gemeinsam mit Janet und Collin (einer meiner besten Freunde und ebenfalls bei Moongency tätig) für die Verhandlungen mit meinen Kooperationspartner*innen zuständig war, Kooperationen mitplante und mir den Rücken in jeglicher Hinsicht stärkte. (Täglich möchte ich ihr tausendmal für ihre Arbeit danken. Generell bin ich so unendlich dankbar, dass ich die Möglichkeit habe, mit so tollen Menschen zusammenzuarbeiten.)

Sie schickte mir einen Screenshot einer E-Mail:

Hallo liebe Kiki,

danke dir für deine Bewerbung bei „The House of Carmushka" – ich heiße Alicia und freue mich dich kennenzulernen 😊

Gerne würde ich mit dir einen kurzen Kennenlerncall vereinbaren, in dem ich dir noch ein paar Fragen rund um deinen IG Account stellen möchte, da du in unserer engeren Auswahl bist.

Mir rutschte mein Herz in die Hose, denn damit hatte ich nicht gerechnet. Ich hatte mich ja nicht einmal beworben, also kam ich einzig und allein aufgrund der Empfehlungen der Community in die engere Auswahl. Ein wirklich bestärkendes Gefühl.

Nach dem Kennlerngespräch wünschte ich mir immer mehr, dass ich eine der zehn Teilnehmerinnen werden würde, hoffte aber irgendwie auch auf eine Absage. Dann würde ich meine Komfortzone nicht verlassen müssen, würde den Stress, die Angst, die Aufregung und die Durchfälle umgehen. Diese Gegensätze kämpfen oft in meinem Kopf miteinander. Zuerst reagiere ich supereuphorisch und freue mich, aber im nächsten Moment denke ich mir: „Kacke, wie sollst du das schaffen?!" Bei Ausflügen, Treffen, Urlauben und vielem mehr. Da merke ich oft, dass ich eigentlich ein superoffener Mensch bin, der viele neue Erfahrungen sammeln will, neue Orte bereisen und ganz viel unterwegs sein möchte, aber diese Euphorie wird durchbrochen von negativen Gedanken und Ängsten, die aufgrund der Krankheit entstehen.

Fabio und ich machten gerade mit meinem Bruder, Katja und meiner Nichte Urlaub in einem Ferienhaus, wir spielten UNO in der Sonne. Es war einer der ersten Frühlingstage, wir waren noch eingekuschelt in Decken und ließen uns die wärmenden Sonnenstrahlen auf die Nasen scheinen. Dann klingelte auf einmal mein Handy, eine unbekannte Nummer rief mich an. Ich legte mein Handy wieder zur Seite, weil ich prinzipiell nicht rangehe, wenn ich eine Nummer nicht eingespeichert habe. Aber im nächsten Moment haute ich mir selbst auf die Stirn und sagte zu Fabio: „Was, wenn das Carmen war?!" Er erwiderte: „Dann würde sie erneut anrufen." Und siehe da: Ein paar Minuten später klingelte mein Handy erneut.

Dieses Mal ging ich ran und die Stimme kam mir direkt bekannt vor, denn es war die Stimme der Person, der ich seit Jahren auf Instagram folgte. Carmen teilte mir mit, dass ich beim diesjährigen „The House of Carmushka" dabei sein könne. Im gleichen Atemzug sagte sie mir, dass sie wisse, dass es für mich eine riesige Herausforderung sein würde. Sie machte mir Mut, fügte hinzu, dass es überhaupt nicht schlimm sei, wenn ich etwas nicht schaffen würde, dass ich sie jederzeit anrufen könnte, wenn es mir nicht gut gehe. Ich weinte am Telefon vor Freude, vor Rührung und (zum allergrößten Teil) vor Angst. Denn nun gab es kein Zurück mehr. Für mich stand fest, dass ich das schaffen musste.

Die Location wurde uns Teilnehmerinnen anfangs verheimlicht wie auch das gesamte Programm. Wir würden uns in der Unterkunft ein Zimmer mit einer uns fremden Person teilen. Ich sprach meine Ängste und Bedürfnisse offen an. Um mir all das zu erleichtern, erfuhr ich schon früh, wohin die Reise gehen und was auf uns zukommen würde. Das Event fand im italienischen Apulien statt. Fliegen. Allein. Ohne Fabio, Freund*innen oder meine Familie. Eine Woche voller Programm und Unbekanntem. Größtenteils waren die Aktivitäten in der Unterkunft geplant. An einem Tag war eine Stadttour mit anschließender Bootsfahrt und einem Dinner in einem Beachclub geplant. Ich gab im Vorhinein Bescheid, dass ich diesen Tag niemals schaffen würde. Wir einigten uns darauf, dass ich an diesem Tag in der Unterkunft bleiben und von dort aus meinen Content produzieren könnte. Auch meine Zimmerpartnerin konnte ich mir aussuchen.

Ich konnte mich zwei Monate lang auf dieses Ereignis vorbereiten. Meine Strategie sah dabei wie folgt aus: Verdrängung. Jedes Mal, wenn ich darüber nachdachte, was meine Ängste zum Übersprudeln brachte, lenkte ich mich ab und dachte krampfhaft an etwas anderes. So schaffte ich es, bis ein oder zwei Tage vor Abflug superentspannt zu sein. Meine Zimmernachbarin Joi kam auch aus Hamburg und wir buchten gemeinsame Flüge, um nicht allein fliegen zu müssen. Wir verstanden uns auf Anhieb unfassbar gut, quatschten den gesamten Flug lang und hielten uns gegenseitig die Hände vor Aufregung.

Bei unserer Ankunft lernten wir die anderen Frauen, das gesamte Team und natürlich auch Carmen und Niclas kennen. Die Stimmung war superentspannt, wir sprachen, lachten und aßen. Und ja, ich konnte trotz der ganzen Aufregung sogar etwas essen. Ich wusste ja, dass sich mein Zimmer mit eigener Toilette nur ein paar Meter entfernt befand. Anfangs hatte ich Angst, dass ich Probleme haben würde mit einer für mich fremden Person in einem Zimmer zu schlafen. Joi gab mir aber so ein gutes Gefühl, dass mein Schamgefühl an unserem Kennenlerntag von mir abfiel.

Jeder Tag war von fünf Uhr morgens bis abends um 23 Uhr durchgeplant. Wir hatten jeden Tag Challenges mit verschiedenen Brands und produzierten ganz viel Content. Wir waren täglich von ca. dreißig Personen umgeben. Videograf*innen, Fotograf*innen und Special Guests. Und du wirst es nicht glauben: Ich hatte kein einziges Mal Darmbeschwerden! Ich hatte ein- bis zweimal am Tag festen Stuhlgang, aber kein einziges Mal das Gefühl von Angst. Ich konnte es nicht fassen, habe es in dem Moment nicht hinterfragt (ich hatte gar keine Zeit dazu – vielleicht war ja genau das der ausschlaggebende Punkt), sondern genoss meine Unbeschwertheit.

Weißt du, was auch total verrückt ist? An einem Tag musste aufgrund von Rohrproblemen das Wasser abgestellt werden. Wir konnten also nicht auf die Toilette gehen und hätten uns einen Eimer Wasser aus dem Pool holen müssen. Aber selbst da hatte ich keine Probleme. Ich flog mit einem unfassbar bestärkenden Gefühl wieder nach Hause. Jetzt sage ich mir immer wieder, wenn mir Situationen unmöglich erscheinen: Kiki, du bist allein nach Italien geflogen, hast mit dreißig fremden Menschen eine Woche lang in einer Unterkunft verbracht, hast mit ihnen gegessen – ganz ohne Darmprobleme oder Ängste. Erinnere dich an das bestärkende Gefühl, mit dem du nach Hause geflogen bist!

Für mich ist Instagram nicht mehr nur eine Plattform, auf der ich mich mit Menschen connecte, denen es ähnlich geht wie mir. Für mich ist es auch ein Schritt außerhalb meiner Komfortzone – in welcher Form auch immer. Im vergangenen Jahr habe ich so viel geschafft, war auf so vielen Events und Treffen, wie es vorher undenkbar gewesen wäre. Nach und nach schaffe ich es immer häufiger, mich meinen Ängsten zu stellen, denn ich weiß, dass so viele Menschen hinter mir stehen, die sich über jeden kleinen gemeisterten Schritt freuen.

Instagram weist aber auch ein paar Schattenseiten auf, auf die ich an dieser Stelle auch eingehen möchte. Die täglichen unfassbar lieben Nachrichten von Menschen, die mir danken und schreiben, dass sie sich endlich nicht mehr schämen, dass ihnen mein Content hilft, übertönen die verletzenden Nachrichten. Denn scheinbar stören sich einige sehr daran, dass eine Frau auf Instagram öffentlich über ihre Darmbeschwerden spricht.

Zum Glück bekomme ich normalerweise wirklich selten Hate für meinen Content. Wenn ein Beitrag aber mal viral geht und auch andere Menschen außerhalb meiner sensiblen Bubble erreicht, häufen sich die verletzenden und leider auch sexistischen Kommentare und Privatnachrichten. Gut komme ich damit immer noch nicht zurecht, denn es ist für mich ein unheimlich sensibles Thema. Ich lerne aber immer mehr, diese Nachrichten nicht persönlich zu nehmen. Funktionen auf Instagram, wie beispielsweise

Konten blockieren oder einschränken, nutze ich dann mehrmals täglich. Außerdem setze ich mich täglich, schon aufgrund meines Berufs, mit meiner Krankheit auseinander, daher fällt es mir schwer, wirklich Abstand von alldem zu nehmen, auch wenn ich es manchmal bräuchte.

Ich bekomme häufig Nachrichten von jungen Frauen, die mir von Schicksalsschlägen erzählen. Es kommt nicht selten vor, dass ich mich von diesen Nachrichten distanzieren muss. Ich leite sie dann weiter an geschulte Personen, die viel besser damit umgehen können als ich. Es fällt mir an manchen Tagen schwer, mich von solchen Nachrichten nicht runterziehen zu lassen: Ich bin in einem Zwiespalt, denn ich habe einerseits das Gefühl, dass sich diese Person mir gerade anvertraut und endlich drüber spricht beziehungsweise schreibt, andererseits überfordert es mich und ich habe Angst, dass ich nicht die richtigen Worte in meiner Antwort finde. Trotz alledem: Die positiven Seiten überwiegen die negativen Seiten für mein Empfinden aber zu stark, als dass ich damit aufhören möchte.

INSTAGRAM
@kikidoyouloveme

KAPITEL 6

GANZHEITLICHE THERAPIE DES REIZ-DARMSYNDROMS

▬▬▬

Zurzeit gibt es noch keine gesicherte, auf Ursachen basierende Therapie gegen das Reizdarmsyndrom. Ein Grund dafür ist, dass das Reizdarmsyndrom **nicht nur eine einzige Störung** aufweist, sondern die pathologischen (krankhaften) Veränderungen auf der gesamten Darm-Hirn-Achse vorzufinden sind und diese sich **individuell unterscheiden.** Das komplexe Krankheitsbild zwang damit die Medizin, sich ganzheitlich mit dem Reizdarmsyndrom auseinanderzusetzen. Somit wurde nicht nur in Medikamentenstudien investiert, sondern auch Forschung unter anderem in den Bereichen der Ernährungsmedizin, der Stressmedizin und der Naturheilkunde betrieben. Und eines kann ich schon vorwegnehmen – die Studien sind mehr als Erfolg versprechend.

Natürlich wäre es großartig, wenn es diese eine Pille gäbe, die alle Reizdarmbeschwerden über Nacht verschwinden lassen würde. Was dabei aber zu oft vergessen wird, sind jedoch die vielen Nebenwirkungen von Medikamenten, die längerfristig eingenommen werden müssen. Gleichzeitig unterdrücken solche Medikamente häufig nur Symptome und nach dem Absetzen treten wieder die gleichen Beschwerden auf. Sicherlich gibt es Krankheiten, bei denen eine medikamentöse Behandlung lebensnotwendig ist und einen wichtigen Bestandteil der Therapie darstellt. Dies trifft jedoch nicht auf das Reizdarmsyndrom zu. Denn bei diesem Krankheitsbild profitieren Betroffene am stärksten von einer ganzheitlichen Behandlung, bei der sie mit ihrer Lebensgeschichte im Fokus der Therapie stehen und individuelle Behandlungsmöglichkeiten an die Hand bekommen. Das schließt eine symptomorientierte medikamentöse Behandlung zwar nicht aus, stellt sie aber nicht in den Vordergrund der Therapie. Sinnvoll ist sie in erster Linie, um den Leidensdruck bis zum Wirkeintritt der ganzheitlichen Maßnahmen zu lindern.

Doch was genau gehört eigentlich zur ganzheitlichen Therapie des Reizdarmsyndroms? Die Behandlung umfasst ein tiefes Verständnis für die komplexen Wechselwirkungen zwischen körperlicher und psychischer Gesundheit. Dies erlaubt eine enge Zusammenarbeit vieler Fachleute wie Psycholog*innen, Ernährungsberater*innen, Gastroenterolog*innen und Psychosomatiker*innen. Zugleich wird Betroffenen eine aktive Rolle im Behandlungskonzept zugeschrieben. Patient*in und Therapeut*in erarbeiten gemeinsam einen Behandlungsplan, bei dem die sozialen, psychologischen und körperlichen Ressourcen der betroffenen Person berücksichtigt werden. Denn an vorderster Stelle stehen lebensstilverändernde Maßnahmen, deren individuelle Umsetzung von der Kooperation des oder der Patient*in abhängig ist. Aus persönlicher Erfahrung weiß ich, wie schwer es ist, z. B. eine Ernährungsumstellung in den Alltag zu integrieren, und wie häufig es an der Umsetzung scheitert. Denn um neue Gewohnheiten zu etablieren, braucht es Zeit. Trotzdem lohnt es sich langfristig diesen Weg zu gehen und die Krankheit als einen Kompass zu nutzen, um deine persönlichen Reizdarm-Trigger kennenzulernen und diese so gut wie möglich zu vermeiden. Gleichzeitig ist es sinnvoll, Lebensstilmaßnahmen in deinen Alltag zu integrieren, die zu einer Verbesserung deiner Lebensqualität beitragen.

DIE 5 SÄULEN DER REIZDARM-THERAPIE

Um dir einen Überblick über die ganzheitlichen Behandlungsmethoden zu geben, möchte ich dir die fünf Säulen der Therapie beim Reizdarmsyndrom vorstellen. Dabei lasse ich bewusst die symptomorientierte, medikamentöse Behandlung aus, da diese optimalerweise in Rücksprache mit deinem behandelnden Arzt oder deiner behandelnden Ärztin erfolgen sollte.

DIE 5 SÄULEN DER REIZDARM-THERAPIE

ERNÄHRUNGSTHERAPIE

PSYCHOTHERAPIE

STRESSMANAGEMENT

MIKROBIOM-THERAPIE

KOMPLEMENTÄRMEDIZINISCHE THERAPIE

ERNÄHRUNGSTHERAPIE: GEFANGEN IM ERNÄHRUNGSDSCHUNGEL

Sicherlich hast du schon das ein oder andere Mal ungefragte Ernährungs-tipps von Bekannten oder aus dem Freundeskreis bekommen. Diese Rat-schläge werden zwar mit guter Absicht gemacht, doch auf Dauer können Sätze wie „Eine Arbeitskollegin hat durch die Umstellung auf eine vegane Ernährung ihre Darmbeschwerden in den Griff bekommen" richtig nerven und demotivieren. Häufig widersprechen sich die Ratschläge auch noch und am Ende ist man durch die vielen Informationen nur noch verwirrter.

Meine Absicht ist es, in dieser Thematik Licht ins Dunkel zu bringen und dir die wesentlichen Züge der Ernährungstherapie beim Reizdarmsyndrom zu erklären.

Zunächst möchte ich ein paar wichtige Punkte klären:

1. Ernährung ist immer eine **individuelle Angelegenheit**. Was dem einen guttut, kann beim nächsten Menschen mit Reizdarm Beschwerden aus-lösen.

2. Durch eine chronische Erkrankung erleben viele Patient*innen einen **Kontrollverlust**. Dabei gehört die Ernährung zu den Dingen, die viele noch kontrollieren können. Das kann jedoch dazu führen, dass wir uns zu sehr auf unsere Ernährungsweise fokussieren und dabei den Genuss am Essen verlieren.

3. In Studien zeigte sich, dass nicht wenige Reizdarmpatient*innen in ihrer Vorgeschichte eine **Essstörung** aufweisen. Deshalb ist es mir wichtig, dafür zu sensibilisieren, dass eine erneute Ernährungsumstellung nega-tive Denkmuster sowie alte Verhaltensmuster einer Essstörung triggern kann. Solltest du dich hier angesprochen fühlen, empfehle ich unbedingt eine Betreuung durch eine*n Ernährungstherapeut*in.

Beginnen wir mit einem Thema, das in der Ernährungstherapie häufig vernachlässigt wird: die **Essensgewohnheiten.** Denn viel zu oft legen wir den Fokus darauf, **WAS** wir essen, und vergessen dabei das **WIE.** Dieses alte unterschätzte Wissen möchte ich dir weitergeben und dich motivieren, dieses Verhalten in deinen Alltag zu integrieren.

Gute Essensgewohnheiten beinhalten folgende Punkte:

KAUEN, KAUEN, KAUEN: Die Verdauung beginnt bereits im Mund, denn in unserem Speichel befinden sich Enzyme wie z. B. Amylase, die Kohlenhydrate aufspaltet. Somit erleichtert ein gut gekauter, eingespeichelter Speisebrei die nächsten Schritte der Verdauung und ermöglicht einen reibungslosen Ablauf im Darm.

MODERATE ESSENSMENGEN: Wir kennen es alle: Dieses Gefühl des Überfressenseins nach einem Frühstücksbufett in deinem Lieblingscafe. Bauchschmerzen sind vorprogrammiert und wohl fühlt man sich danach auch nicht. Gerade Reizdarmpatient*innen sollten darauf achten, ihre sensiblen Verdauungsorgane nicht zu überfordern.

UNSER DARM LIEBT DIE REGELMÄSSIGKEIT: Deswegen ist es so wichtig, Mahlzeiten immer zu ähnlichen Uhrzeiten einzunehmen.

BEIM ESSEN KEINE TECHNISCHEN GERÄTE: Bewusstes Essen bietet viele Vorteile. Wir bemerken schneller unser Sättigungsgefühl und überfressen uns nicht. Gleichzeitig wird Essen nicht zur Nebensache. Der Körper kann sich damit auf die Verdauung fokussieren und muss nicht gleichzeitig den Handlungsverlauf einer Serie verfolgen.

ESSENSPAUSEN EINLEGEN: An jeder Straßenecke gibt es etwas zu essen. Kannst du dich noch erinnern, wann du das letzte Mal wirklich Hunger und nicht nur Appetit hattest? Diese hohe Verfügbarkeit von Essen hat dazu geführt, dass wir nur kurze und wenige Essenspausen einlegen. Der Darm hat jedoch nicht nur die Aufgabe, unser Essen zu verdauen, sondern er besitzt auch eine Reinigungsfunktion und spielt gleichzeitig eine wichtige Rolle in unserem Immunsystem. Ist der Darm jedoch andauernd mit der Verdauung beschäftigt, kann er seine anderen Funktionen nicht ausreichend erfüllen. Wusstest du, dass unser Darm eine Art „Kehrmaschine" besitzt? Das sind bestimmte Bewegungen von Magen und Dünndarm, die unverdaute Speisereste sowie Mikroben, die ungeplant in den Dünndarm gewandert sind, in den Dickdarm befördern. Dieser **migrierende Motorkomplex (MMC = Kehrmaschine)** wird jedoch nur im nüchternen Zustand (ca. 1,5–2 Stunden nach einer Mahlzeit) und in der Nacht aktiviert. Gerade deshalb sollten Reizdarmpatient*innen und SIBO-Betroffene auf Essenspausen von ca. vier Stunden achten, um die Reinigungsfunktion ihrer Verdauungsorgane zu stimulieren.

Diese Gewohnheiten direkt umzusetzen, ist gar nicht so leicht. Denn Verhaltensmuster wie das Frühstück zu sich zu nehmen und dabei auf Instagram zu scrollen, sitzen tief. Mir persönlich fällt es auch schwer, mein Abendessen nicht beim Schauen meiner Lieblingsserie zu verzehren, sondern es bewusst zu genießen. Sei deswegen nicht so streng mit dir und versuche Schritt für Schritt kleine Änderungen in deinen Essensgewohnheiten zu gestalten. Außerdem empfehle ich dir, zu schauen, welche dieser Maßnahmen für dich am einfachsten umzusetzen sind, und mit diesen anzufangen. Das erhöht die Wahrscheinlichkeit, dass du am Ball bleibst und weiterhin motiviert bist, noch weitere Veränderungen in dein Leben zu integrieren.

WAS KANN ICH ÜBERHAUPT NOCH ESSEN?

Viele Reizdarmpatient*innen stellen sich diese Frage und man erkennt, in welcher verzweifelten Lage sich viele Betroffene befinden. Zuallererst ist es wichtig, für sich herauszufinden, ob ein bestimmtes Nahrungsmittel für die Symptome verantwortlich ist oder ob die Nahrungsaufnahme an sich zu Beschwerden führt. Denn jede Nahrungszufuhr aktiviert den Verdauungstrakt, sodass auch Dünn- und Dickdarm anfangen sich zu kontrahieren (zusammenziehen), was zu einer Stuhlentleerung führen kann.

Solltest du jedoch einen zeitlichen Zusammenhang zwischen deinen Beschwerden und einem bestimmten Lebensmittel, z. B. Hülsenfrüchten, sehen, ist die Wahrscheinlichkeit hoch, dass dieses Lebensmittel für die Symptome verantwortlich ist. Es lohnt sich, ein Ernährungstagebuch zu führen, um die Lebensmittel, die potenziell Beschwerden auslösen, ausfindig zu machen.

ERNÄHRUNGS-SYMPTOM-TAGEBUCH

DATUM/ UHRZEIT (für jedes Ereignis dokumentieren)	AUFGENOMMENE NAHRUNG/GETRÄNKE (auch Menge, Zubereitung und evtl. Gewürze detailliert dokumentieren)	BESCHWERDEN (Art der Beschwerden, Intensität von 1–10, Stuhlgang (Anzahl und Konsistenz))	SONSTIGE BEMERKUNGEN (z. B. Medikamente, Vitaminpräparate, Stress, sportliche Aktivität)

Trotzdem gibt es ein paar kritische Nahrungsmittel, die bei vielen Betroffenen Beschwerden verursachen, denn unspezifische Lebensmittelunverträglichkeiten sind bei Reizdarmsyndrom häufig. Beispiele dafür sind:

- **Alkohol**
- **Koffein**
- **fettreiche Speisen (z. B. Sahne, Pommes, fettes Fleisch)**
- **Hülsenfrüchte**
- **einzelne Getreideprodukte und bestimmte Kohlenhydrate (z. B. FODMAPs)**

Letzteres wird sicherlich einigen Reizdarmpatient*innen bekannt vorkommen. Denn eine **Low-FODMAP-Diät** hat längst Einzug in die Behandlungsleitlinie für das Reizdarmsyndrom gefunden.

Aber was genau steckt hinter diesem Begriff? Vereinfacht gesagt sind FODMAPs eine Gruppe von Kohlenhydraten und Zuckeralkoholen, die natürlicherweise in vielen, auch gesunden Lebensmitteln vorkommen.

FODMAP steht für:

F ermentierbare = vergärbare

O ligosaccharide = Mehrfachzucker = z. B. in Weizen, Zwiebeln, Hülsenfrüchten

D isaccharide = Zweifachzucker = z. B. in Milch

M onosaccharide = Einfachzucker = z. B. in einigen Fruchtsorten

P olyole = mehrwertige Alkohole = z. B. in Süßstoffen

WIESO KÖNNEN FODMAPS BESCHWERDEN AUSLÖSEN?

Diese kurzkettigen Kohlenhydrate und Zuckeralkohole werden im Dünndarm nicht resorbiert (aufgenommen) und gelangen direkt in den Dickdarm, wo sie von Bakterien verstoffwechselt werden. Dabei **entstehen Gase**, die bei einem sensiblen Darm Beschwerden auslösen können.

Ursächlich dafür ist die erhöhte Schmerzemfindlichlichkeit der Darm-schleimhaut **(viszerale Hypersensitivität)**, die viele Reizdarmpatient*innen aufweisen. Gleichzeitig ziehen die kurzkettigen Kohlenhydrate Flüssigkeit aus dem Körper in den Dünndarm. Durch die zusätzliche Flüssigkeitsmenge aus dem Dünndarm wird im Anschluss im Dickdarm vermehrt Druck auf die Darmschleimhaut ausgeübt, wodurch die Eindickung des Stuhls behindert wird. Die Folge ist ein weicher Stuhlgang. Eine weitere Annahme ist, dass die Reduzierung von Getreide (viele Getreidesorten sind reich an FODMAPs) mit einer verringerten Aufnahme von Amylase-Trypsin-Inhibitoren (ATI) ein-hergeht, die dafür bekannt sind, das darmassoziierte Immunsystem stark zu stimulieren. Diese Fakten begründen die allgemeine Empfehlung einer Low-FODMAP-Diät bei Reizdarmpatient*innen. Vor allem bei den Leitsymptomen Bauchschmerzen, Blähungen und Durchfall wird in der Reizdarm-Leitlinie empfohlen, auf Basis der Studienlage eine Low-FODMAP-Diät als Therapie-option durchzuführen.

WIE SIEHT EINE LOW-FODMAP-DIÄT AUS?

Ziel ist es, eine Zeit lang gasbildende und damit Beschwerden provozierende Lebensmittel zu reduzieren. Dabei besteht die Diät aus drei Phasen:

1. PHASE DER ELIMINATION (BESCHRÄNKUNG)

Du meidest für ca. sechs Wochen alle FODMAP-reichen Lebensmittel. Im engeren Sinne ist das die eigentliche Low-FODMAP-Diät. **Achtung:** Auch FODMAP-arme Lebensmittel können in einer größe-ren Menge zu einer FODMAP-reichen Ernährung werden. Es kommt also auch auf die Portionsgröße des jeweiligen Nahrungsmittels an.

2. PHASE DER TOLERANZFINDUNG

Nach ca. sechs Wochen nimmst du die einzelnen FODMAPS nach und nach wieder auf und prüfst sie auf ihre Verträglichkeit. Dabei wird mit einer geringen Menge eines FODMAP-reichen Lebensmittels begonnen und geschaut, ob nach dem Verzehr Symptome auftreten. Ist dies nicht der Fall, wird die Menge des Lebensmittels erhöht und die persönliche Toleranzschwelle ermittelt, wie z. B. ein halbes Glas Milch macht keine Symptome, ein ganzes Glas aber schon. In dieser Phase ist es sehr hilfreich, wenn du neue Erkenntnisse schriftlich festhältst.

3. PHASE DER INDIVIDUELLEN ANPASSUNG

In dieser Phase integrierst du deine neu gewonnenen Erkenntnisse aus der Phase der Toleranzfindung wie z. B. Vermeidung von Nahrungsmitteln, die schon bei geringer Menge Symptome auslösen, sowie die individuellen Toleranzschwellen einzelner FODMAP-reicher Lebensmittel. Dieses Wissen kannst du jetzt in einer langfristigen Ernährungsumstellung umsetzen.

Was auf den ersten Blick einfach erscheint, stellt für viele Betroffene eine große Herausforderung dar. Häufig berichten Reizdarmpatient*innen, dass sie nach nach dem Beenden einer Low-FODMAP-Diät mit den gleichen Symptomen zu kämpfen haben wie vor der Diät. Dies ist häufig auf die falsche Durchführung der Phasen zwei und drei einer Low-FODMAP-Diät zurückzuführen. Deswegen hat die Phase der Toleranzfindung einen sehr hohen Stellenwert in der Ernährungsberatung. Das Ziel ist es nämlich, die Ernährung so wenig wie möglich einschränken zu müssen, denn auf Dauer leidet nicht nur unser Mikrobiom, das von einer vielseitigen Ernährung profitiert, sondern auch unsere Lebensqualität.

Solltest du dich für eine Low-FODMAP-Diät entscheiden, empfehle ich dir entweder weiterführende Literatur zu nutzen, um dich intensiver mit diesem Thema zu beschäftigen, oder die Begleitung durch eine professionelle Ernährungsberatung in Anspruch zu nehmen. Viele Krankenkassen bezuschussen eine individuelle Ernährungsberatung.

Sollte dir die FODMAP-Diät zu drastisch erscheinen, ist es möglich, erst mal mit einfacheren Maßnahmen zu beginnen, um zu schauen, ob sie allein schon eine Verbesserung deiner Symptome erreichen:

- Essenshygiene beachten
- verarbeitete Lebensmittel und damit künstliche Zusätze meiden
- frische und unbehandelte Lebensmittel verwenden
- Kochen in den Alltag integrieren
- Rohkost in geringen Mengen
- Alkohol, Koffein, fettreiche sowie scharfe Speisen stark reduzieren
- Lebensmittel wie z. B. Hülsenfrüchte durch traditionelle Zubereitungsverfahren (z. B. Einweichen über Nacht) bekömmlicher aufbereiten

ZUSAMMENFASSUNG: Eine Ernährungsumstellung spielt in der Reizdarm-Therapie eine entscheidende Rolle. Doch nicht alle Betroffenen profitieren von einer Ernährungstherapie. Neueste Studien fanden heraus, dass das Ansprechen auf eine Low-FODMAP-Diät unter anderem von der Zusammensetzung der Bakterienflora im Darm abhängt. Deswegen gib dir nicht die Schuld, falls eine Ernährungsumstellung bei dir nicht den gewünschten Erfolg gebracht hat. Es gibt nicht die EINE Ernährungsform, die bei allen Reizdarmpatient*innen anschlägt. Hier heißt es beobachten, probieren und experimentieren, bis du deine individuelle Ernährung gefunden hast, die zu deinem Körper und Lebensstil passt.

BRAUCHE ICH EINE PSYCHOTHERAPIE?

Obwohl man den oder die Ärzt*in aufgrund der Reizdarmsymptomatik aufgesucht hat, kommt es manchmal vor, dass man plötzlich mit einer Überweisung zur Psychotherapie nach Hause geschickt wird. Dies ist einer der Gründe, weshalb einige Reizdarmpatient*innen eine Abwehrhaltung gegenüber psychotherapeutischen Ansätzen entwickelt haben. Das Gefühl des „Nicht-ernst-genommen-Werdens" durch das Abschieben auf die Psychoschiene hat sich im Bewusstsein vieler Patient*innen verankert. Nach neuesten Erkenntnissen wird das Reizdarmsyndrom jedoch als eine **biopsychosoziale Erkrankung** betrachtet, in der psychische Faktoren eine wesentliche Rolle bei der Entstehung und auch bei der Krankheitsaktivität spielen. Deshalb ist es mein Ziel, dir zu zeigen, dass es durchaus sinnvoll ist, eine psychologische Behandlung beim Reizdarmsyndrom in Erwägung zu ziehen. Wichtig ist jedoch, dass zuvor eine ausführliche Diagnostik durchgeführt wurde und ein Reizdarmsyndrom gesichert vorliegt.

Nach der aktuellen Studienlage wissen wir, dass einerseits psychische Erkrankungen wie Depressionen oder Angsterkrankungen die Wahrscheinlichkeit erhöhen, ein Reizdarmsyndrom zu entwickeln, und andererseits ein Reizdarmsyndrom häufiger zu psychischen Störungen führt. Es zeigt sich, dass Betroffene beim gleichzeitigen Auftreten psychischer Erkrankungen offener für psychotherapeutische Behandlungen sind.

Man muss jedoch nicht warten, bis sich eine psychische Erkrankung manifestiert, um von einer Psychotherapie zu profitieren. Denn wie bereits im Kapitel über die Psyche erwähnt, sind Menschen mit einer chronischen Erkrankung vielen psychosozialen Folgen wie Kontrollverlust und Hoffnungslosigkeit ausgesetzt. Deshalb ist es durchaus sinnvoll, präventiv mit einer Kurzzeittherapie (12 Sitzungen) entgegenzuwirken.

Vielleicht stellst du dir jetzt die Frage, welches Ziel eine Psychotherapie in der Behandlung eines Reizdarmsyndroms verfolgt. Vereinfacht gesagt, führt eine gute Psychotherapie zu einer **seelischen und körperlichen Stress-reduktion**, wodurch eine **wirksame Regulation des autonomen Nerven-systems** eintritt. Das wiederum führt im günstigsten Fall zu einer Besserung der Reizdarmsymptome sowie zu einer Erhöhung der eigenen Lebens-qualität. Interessanterweise führt die alleinige Aufklärung über psychische Faktoren, z. B. wie sich belastende Emotionen auf die Reizdarmsymptome auswirken, zu einer deutlichen Verbesserung der Verdauungsbeschwerden. Diese Aufklärung kann entweder von ärztlicher Seite durch Broschüren, Internetprogramme oder im Rahmen von Seminaren erfolgen.

Zu den am besten für Reizdarmpatient*innen untersuchten psychologischen Behandlungen gehört die **kognitive Verhaltenstherapie**. Sie beinhaltet die Annahme, dass bestimmte Verhaltens- und Denkmuster im Laufe des Lebens erlernt wurden und uns in der Gegenwart in unserem Handeln be-einflussen. Durch die **Arbeit an diesen dysfunktionalen Gedanken- und Verhaltensmustern** werden herausfordernde Situationen deutlich besser gemeistert, was mit einer geringeren Stressreaktion einhergeht. Gleichzeitig arbeitet die Verhaltenstherapie an der Krankheitsbewältigung, z. B. Akzep-tanz, und eröffnet dem oder der Patient*in einen anderen Blickwinkel auf die zugrunde liegende Erkrankung. Schließlich gibt die Verhaltenstherapie den Patient*innen Tools zur Selbsthilfe an die Hand.

Eine etwas andere Herangehensweise wird der **psychodynamischen Psychotherapie** zugeschrieben. Sie beschäftigt sich vor allem mit **ver-drängten Konflikten aus der Kindheit**, die starken Einfluss auf die Gegen-wart ausüben. Durch die Beleuchtung der eigenen Biographie und Auflösen der inneren Konflikte können Veränderungen auf der Gedanken- sowie Verhaltensebene erzielt werden. So bringen Traumata aus unserer Kind-heit unseren Körper in eine ständige Wachsamkeit und Anspannung, die mit einer Dysregulation unserer Stressachse einhergeht. Das wiederum begünstigt ein Ungleichgewicht in unserem autonomen Nervensystem und fördert die Entwicklung sowie die Aufrechterhaltung eines Reizdarm-syndroms. Durch die Aufarbeitung dieser Traumata kann es zur Regulation der Stressachse kommen und damit zu einer Reduktion der bestehenden Verdauungsbeschwerden.

Hast du schon mal von der **Bauchhypnose** gehört? Was auf den ersten Blick wie Hokuspokus klingt, ist eine etablierte Therapieform in der Behandlung des Reizdarmsyndroms. Die darmzentrierte Hypnose ist ein seriöses psychotherapeutisches Mittel, um **gezielt an der Darm-Hirn-Achse** (bzw. an unserem autonomen Nervensystem) anzusetzen. Nach einem Kennenlerngespräch wird der oder die Patient*in durch den oder die Behandelnde*n z. B. mithilfe von Atemübungen in einen tiefen Zustand der Entspannung geführt. Dies öffnet den Zugang für das Unterbewusstsein (autonomes Nervensystem), welches durch Imaginationen wie Bilder von einem ruhigen Fluss, der die Verdauung widerspiegelt, angesprochen und positiv beeinflusst wird. Das Spannende ist, dass du keine*n Therapeut*in für diese Behandlungsform brauchst. Studien zufolge zeigt sogar eine mithilfe von Audiodateien selbst angewandte Bauchhypnose gute Ergebnisse beim Reizdarmsyndrom.

> **WICHTIG**
>
> **Langfristiger Erfolg kann nur durch Regelmäßigkeit erzielt werden. Es wird empfohlen, über einen Zeitraum von drei Monaten die Bauchhypnose täglich durchzuführen und im Anschluss mit einer niedrigeren Frequenz fortzufahren. Auch wenn du dich entschließt, diese Therapieform in professioneller Begleitung durchzuführen, wird das selbstständige Durchführen der Bauchhypnose (mithilfe einer auf dich zugeschnittenen Audiodatei) einen wichtigen Teil der Behandlung darstellen.**

Falls du dir immer noch unsicher bist, ob eine psychotherapeutische Behandlung für dich infrage kommt, solltest du Folgendes wissen:
Bevor es mit einer psychologischen Behandlung losgeht, gibt es die Möglichkeit des Kennenlernerns in sogenannten Probesitzungen (probatorische Sitzungen, häufig fünf Stück). Gleichzeitig könnt ihr gemeinsam die für dich passende psychologische Behandlung besprechen. Du hast während dieser Probesitzungen jederzeit die Möglichkeit, die Therapie zu beenden oder dir eine*n andere*n Therapeut*in zu suchen.

ZUSAMMENFASSUNG: Psychotherapien und psychotherapeutische Verfahren (wie die darmzentrierte Hypnose) haben wissenschaftlich belegt einen hohen Nutzen in der Behandlung des Reizdarmsyndroms. Leider ist es nicht immer einfach, aufgrund des hohen Personalmangels eine*n passende*n Therapeut*in zu finden. Ist die Suche jedoch erfolgreich, so sind die Ergebnisse der Therapie einerseits von der psychotherapeutischen Kompetenz in diesem Fach (Psychosomatik und Funktionsstörungen des Darms) und andererseits von der Motivation und Aufgeschlossenheit des oder der Patient*in abhängig. Es lohnt sich definitiv, dem Ganzen eine Chance zu geben, denn psychotherapeutische Maßnahmen wirken tiefgreifend und langfristig, man braucht jedoch Geduld, bis sich die ersten Ergebnisse zeigen.

STRESSMANAGEMENT:
ICH BIN SO GESTRESST, WAS SOLL ICH TUN?

Meine Reise als Ärztin in die ganzheitliche Medizin nahm ihren Anfang im Medizinstudium, als bei mir Schuppenflechtenrheuma (Psoriasis-Arthritis) diagnostiziert wurde. Die gängigsten medikamentösen Therapieformen bei dieser Krankheit waren für mich keine Option, sodass ich anfing, nach Alternativen zu suchen. Fündig wurde ich in der Ernährungsmedizin, durch die ich eine erste Symptomlinderung erfahren konnte. Doch vor allem das Verständnis vom Zusammenhang von Stress und chronischen Erkrankungen brachte mir eine neue Lebensqualität, und meine persönliche Heilungsreise begann. Ich fragte mich, wieso ich zu diesem Thema nichts im Studium gelernt habe, obwohl die Forschung auf dem Gebiet der Stressmedizin schon viele neue Erkenntnisse für chronisch Erkrankte bereithielt. Wie bereits im Kapitel der Darm-Hirn-Achse erwähnt, führt chronischer Stress in Bezug auf unsere Darmgesundheit zu einer Darmflorastörung, begünstigt eine erhöhte Durchlässigkeit der Darmwand (Leaky Gut) und wirkt sich hemmend auf die Verdauung aus. Deshalb ist es gerade für Reizdarmpatient*innen von größter Wichtigkeit, sich mit dem Thema Stressmanagement auseinanderzusetzen. Aber nicht, indem ärztliche Kolleg*innen im Nebensatz einmal kurz erwähnen, dass es nicht schlecht sei, etwas weniger Stress zu haben. „Ach echt? Das ist mir aber neu", denken viele Patient*innen mit Augenrollen. Um dem Thema gerecht zu werden, müssen wir verstehen, was Stress eigentlich ist.

Stress bezeichnet eine **körperliche und psychische Reaktion auffordernde Reize** (Stressoren), die aus der Umwelt oder aus uns selbst hervorgehen und eine **erhöhte Spannung** verursachen. Diese sinnvolle Stressreaktion ist eine biologische Fähigkeit, die uns ermöglicht, auf bedrohliche und herausfordernde Situationen adäquat zu reagieren. Gleichzeitig wissen wir, dass akuter Stress viele positive Auswirkungen auf unseren Organismus hat, wie z. B. erhöhte Leistungsfähigkeit und die Verbesserung der Immunabwehr. Erst wenn die Länge und Dosis der Stressantwort zunimmt und es zu chronischem Stress kommt, führt diese nutzvolle physiologische Anpassung zu vielen negativen gesundheitlichen Folgen. Diese umfassen stressinduzierte Erkrankungen wie Herz-Kreislauf-Erkrankungen, Magen-Darm-Erkrankungen, chronisches Erschöpfungssyndrom und vieles mehr.

Wenn wir uns nun den **Weg der Stressantwort** anschauen, so liegt die erste Instanz der Stressverarbeitung in unserem **limbischen System**. Dies ist eine Funktionseinheit des Gehirns, die unter anderem für die **Verarbeitung von Emotionen** zuständig ist. Hier und in weiteren Bereichen unseres Gehirns werden Kindheitserfahrungen, frühe emotionale Programmierungen (z. B. „Ich bin nicht gut genug") sowie unbewusste psychologische Bewältigungsstile (z. B. Kompensation durch erhöhten Konsum von Gütern) gespeichert. Und genau diese aus der Vergangenheit stammenden Erfahrungen werden in die Beurteilung eines Reizes bzw. einer herausfordernden Situation eingebracht. Gleichzeitig werden die individuellen Ressourcen wie familiäre Unterstützung oder Zeitmanagement zur Bewältigung der anstrengenden Umstände abgewogen. Dementsprechend wird eine Situation entweder als Bedrohung **(Distress = negativer Stress)** oder **Herausforderung (Eustress = positiver Stress)** bewertet. Somit kann ein und dieselbe Situation von verschiedenen Menschen aufgrund der persönlichen Ressourcen zur Stressbewältigung und der eigenen Prägungen als unterschiedlich stressig wahrgenommen werden. Dies ist der Grund, weshalb das Thema Stress immer eine individuelle Angelegenheit darstellt und subjektiv zu betrachten ist.

Merke: Stress wird dann negativ, wenn die Anforderungen auf qualitativer (eine Aufgabe übersteigt die eigene Kapazität) oder quantitativer (zu viele Aufgaben auf einmal) Ebene zu hoch sind und die Ressourcen nicht ausreichen, um sie zu bewältigen.

Tritt nun der Fall ein, dass eine Situation (z. B. organisieren einer Geburtstagsparty) unsere Ressourcen übersteigt und wir uns überfordert fühlen, kommt es zu einer Aktivierung der Stressachse: Diese biochemische Kette, die vom Gehirn bis zur Nebenniere hormonelle Signale ausschüttet und als Endprodukte unter anderem **Adrenalin, Noradrenalin und Cortisol (Stresshormone)** zur Verfügung stellt, ermöglicht dem Körper, **Energien freizusetzen, um die bedrohliche/herausfordernde Situation meistern zu können.** Solche akuten Stressreaktionen kann der Körper durch darauffolgende Erholungsphasen gut ausgleichen. Kommt es jedoch zu länger anhaltendem Stress ohne ausreichende Erholungsphasen, zeigt unser Körper sowie unsere Psyche **Stresswarnsignale.** Dazu gehören sowohl körperliche Stressreaktionen (Kopfschmerzen, Rückenschmerzen, Verdauungsstörungen, Schlafstörungen, Herzrasen) als auch psychische (Gereiztheit, Angstgefühle, unkontrolliertes Essen usw.).

An dieser Stelle möchte ich mit dir **eine kleine Übung zum eigenen Stressmanagement** durchführen. Frage dich deshalb: Welche **persönlichen Körperreaktionen** nehme ich während einer stressigen Phase wahr? Vervollständigen kannst du dieses Bild, indem du **deine individuellen Stressoren** benennst. Ein Beispiel: „Ich fühle mich gestresst, wenn ich zu viele Projekte gleichzeitig betreue." Ziel dieser Übung ist es, durch eine erhöhte Selbstaufmerksamkeit (Ich kenne meine individuellen Stressoren) und mit einer verbesserten Selbstwahrnehmung (Ich weiß mit welchen Symptomen ich auf Stress reagiere) achtsam dem Stress entgegenzusteuern.

MEINE PERSÖNLICHEN STRESSSIGNALE (PSYCHISCHE UND PHYSISCHE STRESSREAKTIONEN)

....

....

....

....

....

....

....

....

....

....

....

....

....

WELCHE SITUATIONEN BRINGEN MICH IN EINEN STRESSZUSTAND (INDIVIDUELLE STRESSOREN)?

....

....

....

....

....

....

....

....

....

....

....

....

....

Der erste Schritt ist getan: Nun weißt du, welche Situationen dich in einen Stresszustand versetzen und kannst sie dadurch besser erkennen. Gleichzeitig muss dir immer bewusst sein, dass erst deine Bewertung und Wahrnehmung dich in eine Stressreaktion versetzt. So kannst du durch **Veränderung von Gedankenmustern und durch die Etablierung neuer Sichtweisen** vielen Situationen entspannter begegnen. Was sich hier so einfach anhört, ist eine tiefgreifende und langwierige Arbeit, die häufig in verhaltenstherapeutischen Sitzungen stattfindet.

Eine etwas leichtere und schnellere Methode, um Stress zu begegnen, stellt das **Erlernen von Entspannungstechniken** dar. Denn durch krankhafte Strukturen im Alltag und in der Arbeitswelt ist uns der natürliche Lebensrhythmus, der den ständigen Wechsel von Anspannung und Entspannung integriert, abhandengekommen. Deshalb bleibt uns nichts anderes übrig, als uns mit der aktiven Entspannung zu beschäftigen und sie in unserem Leben zu etablieren. Ziel dieser Übungen ist es, die sog. Entspannungsantwort **(Relaxation Response)** auszulösen, die den Körper in die Regeneration überführt und den natürlichen Gegenspieler zur Stressantwort darstellt. Dabei schaltet der Körper das vegetative Nervensystem vom sympathischen Zustand (Anspannung) in einen parasympathischen Zustand (Entspannung). Um in die Entspannungsantwort zu kommen, gibt es zwei Möglichkeiten:

MENTALE ÜBUNGEN (TOP-DOWN): Sie zielen darauf ab, mithilfe der Psyche eine Entspannung hervorzurufen. Dazu gehören **Meditation, autogenes Training, Fantasiereisen** und **Achtsamkeitstraining.**

KÖRPERÜBUNGEN (BOTTOM-UP): Sie zielen darauf ab, mithilfe des Körpers eine Entspannung hervorzurufen: Dazu gehören **Yoga, Qigong, Atemtechniken** und **progressive Muskelentspannung.**

Viele Entspannungsübungen fördern unter anderem die Aktivierung des Vagusnervs. Eine der leichtesten Übungen, um den Vagusnerv zu aktivieren, ist die **Zwerchfellatmung (Bauchatmung)**:

Dabei legst du dich in Rückenlage und legst deine Hände auf den Bauch. Du beginnst, indem du durch die Nase tief in den Bauch einatmest. Während der Einatmung spürst du mit den Händen, wie sich deine Bauchdecke hebt. Im Anschluss folgt die Ausatmung, bei der langsam, kontrolliert über die Nase ausgeatmet wird. Hierbei senkt sich die Bauchdecke und die Spannung im Bauchbereich löst sich.
Wiederhole diese Atemtechnik für drei bis vier Minuten.

Durch das Erlernen der einzelnen Entspannungsmethoden wird einerseits ein Entspannungszustand hervorgerufen und andererseits eine verbesserte Selbstwahrnehmung geschult, die im Alltag zu mehr Achtsamkeit gegenüber unseren Körpersignalen führt. Ich empfehle dir, die einzelnen Entspannungsübungen im Rahmen von Stress-Seminaren oder eigenständig mithilfe des Internets (einfach bei YouTube die einzelnen Entspannungsmethoden eingeben) auszuprobieren und für dich die passende Übung auszuwählen. Wichtig dabei ist, dass sie konsequent durchgeführt werden, denn auch hier gilt: Ergebnisse (wie z. B. Verminderung der Reizdarmsymptome und eine erhöhte Stressresistenz) zeigen sich manchmal erst nach Wochen und hören auch etwas zeitverzögert auf, wenn die Übung nicht fortgeführt wird.

ZUSAMMENFASSUNG: Stressmanagement stellt eine sehr wichtige Therapiesäule in der Behandlung des Reizdarmsyndroms dar. Durch die Arbeit am individuellen Stressniveau können wir die Darm-Hirn-Achse positiv beeinflussen. Dies wiederum hat eine regulatorische Funktion auf unser Verdauungssystem und führt zu einer Verbesserung der Reizdarmsymptome. Trotzdem ist es wichtig zu verstehen, dass Stressmanagement ein sehr komplexes Thema ist, welches eine hohe Selbstverantwortung voraussetzt. Wenn du dich nicht eigenständig entschließt, diesem Thema deine Aufmerksamkeit und Zeit zu widmen, wird es nicht funktionieren.

Zwar stellen Entspannungsübungen eine wundervolle Möglichkeit dar, um den individuellen Stresspegel zu reduzieren und damit das vegetative Nervensystem zu regulieren. Das langfristige Ziel ist es jedoch, in die Tiefe zu gehen, indem du mit Persönlichkeitsarbeit Veränderungen an deinem Lebensstil herbeiführst. Dies kann wunderbar in der psychotherapeutischen Arbeit oder im Rahmen der Teilnahme an Stressseminaren unterstützt werden. **Viele Kurse zum Thema Stressmanagement werden von den Krankenkassen bezuschusst.**

MIKROBIOM-THERAPIE:
MEINE MIKROBEN UND ICH

WIE NEHME ICH EINFLUSS AUF MEINE DARMFLORA?

Im Kapitel zur Darm-Hirn-Achse konntest du bereits sehen, welchen großen Nutzen unsere intestinale Mikrobiota (Darmflora) für unsere Darmgesundheit hat. Deshalb ist es so wichtig, die kleinen Darmmitbewohner nicht zu vernachlässigen und ihnen einen großen Stellenwert in der Therapie des Reizdarmsyndroms zuzuschreiben. Denn vor allem Reizdarmpatient*innen sind häufig von einer Darmflorastörung betroffen und können damit von einer Mikrobiom-Therapie profitieren.

Die Mikrobiom-Therapie ist ein relativ neuer Zweig in der modernen Medizin. Folglich sind viele Ärzt*innen noch nicht vertraut mit den gängigen Werkzeugen der Mikrobiom-Therapie wie **Veränderungen von Lebensstilfaktoren, Probiotika, Präbiotika und Antibiotika.** Gleichzeitig ist sich die Forschung in vielen Fragen noch uneinig, sodass gerade in diesem Bereich das Motto lautet: „Probieren geht über Studieren."

Aber lass uns erst mal schauen, welche Einflussfaktoren zu deiner individuellen Darmflora geführt haben können. Früher nahm man nämlich an, dass die erste mikrobiologische Besiedlung des Darms von Neugeborenen während des Geburtsvorgangs stattfindet. Heute wissen wir jedoch, dass **die ersten Bausteine für die individuelle Darmmikrobiota bereits im Mutterleib gelegt werden**. Dies entsteht unter anderem durch die Auseinandersetzung des Embryos mit der vorhandenen Bakterienflora der Gebärmutter. Zu den weiteren Einflussfaktoren, die über die Zusammensetzung deiner persönlichen Darmflora entscheiden, zählen **Geburtsart** (vaginale Geburt oder Kaiserschnitt), die **erste Nahrung** (Muttermilch oder Säuglingsmilch) sowie der **Geburtsort** (Stadt oder Land). Im späteren Verlauf entscheiden unsere Ernährungsgewohnheiten, unser Lebensstil sowie Medikamenteneinnahmen

über das Wohlbefinden unserer Darmmitbewohner. Demzufolge können wir jederzeit über lebensstilverändernde Maßnahmen unsere intestinale Darmmikrobiota wieder ins Gleichgewicht bringen.
Lass uns gemeinsam die wichtigsten Einflussfaktoren anschauen:

SCHLAF: Guter Schlaf ist wohl der wichtigste Faktor, wenn es um das Thema Gesundheit geht. Unser Immunsystem, unser Wohlbefinden, unsere Stressachse und viele weitere Körperfunktionen sind auf eine gute Schlafqualität und Schlafdauer angewiesen. Sogar unsere Darmflora wird von unserem Schlafverhalten beeinflusst und umgekehrt. In Studien konnte festgestellt werden, dass eine hohe Diversität der Darmflora mit einer besseren Schlafqualität und Schlaflänge einhergeht. Gleichzeitig fand man heraus, dass sich Schlafstörungen, z. B. durch Schichtarbeit, Jetlag oder hohe Stressbelastung, negativ auf die Vielfalt der Darmflora auswirken.

ERNÄHRUNGSTHERAPIE: In der Praxis stellt man fest, dass viele Reizdarmbetroffene häufig eine sehr einseitige Ernährung aufweisen. Dies entsteht einerseits durch die Angst vor bestimmten Lebensmittelgruppen und andererseits aufgrund der Durchführung radikaler Diäten. Nicht selten bleibt man dann bei seinem Safe Food und übersieht das Leid der eigenen Bakterienflora, die durch die Einseitigkeit der Lebensmittelauswahl verhungert.
Was müssen also Reizdarmpatient*innen beachten, um ihre Darmflora bei Laune zu halten? Schauen wir uns dafür die allgemeingültigen fünf Ernährungstipps zur Förderung einer vielseitigen intestinalen Mikrobiota an:

1. **Achte auf eine abwechslungsreiche und vielseitige Lebensmittelauswahl:** Einzelne Bakterienstämme haben unterschiedliche Vorlieben, dazu gehört auch die Verwendung von Kräutern und Gewürzen.
2. **Integriere Ballaststoffe in deine Ernährung:** Ausgewählte Ballaststoffe sind eine wichtige Nahrungsquelle für unsere Darmbakterien, außerdem werden aus Ballaststoffen (resistente Stärke Typ 3, die z. B. beim Abkühlen von Kartoffeln und Reis entsteht) die gesundheitsfördernden kurzkettigen Fettsäuren (z. B. Buttersäure) gebildet.

3. **Probiere fermentierte Lebensmittel aus:** Sauerkraut oder Kimchi enthalten lebende Bakterienstämme und wirken somit probiotisch.

4. **Konsumiere viel Gemüse und Obst:** Diese beinhalten sekundäre Pflanzenstoffe, die vor allem in intensiv gefärbten Beeren, Obst- und Gemüsesorten (Paprika, Blaubeeren, Grünkohl) vorzufinden sind. Sie stabilisieren ein gesundes Gleichgewicht der Darmflora, indem sie das Wachstum ungünstiger Bakterien hemmen.

5. **Reduziere verarbeitete Lebensmittel:** Einige ausgewählte Konservierungsstoffe und Emulgatoren haben einen negativen Einfluss auf unsere Darmflora.

Eine pflanzenbasierte, vollwertige (keine Weißmehl-, sondern Vollkorn-produkte) Ernährung umfasst die oben genannten Faktoren. Für Reizdarm-patient*innen ist diese Ernährungsform jedoch nicht so einfach umzusetzen, denn gerade Ballaststoffe, können Verdauungsbeschwerden auslösen. Um trotzdem eine Ernährung zu etablieren, die deine optimale Darmflora fördert, solltest du Folgendes beachten:

- Vermeide Nahrungsmittel nur nach gesicherter Nahrungsmittelunverträglichkeit bzw. Allergie. Bitte streiche nicht nach eigener Faust gesundheitsfördernde Lebensmittel vom Speiseplan.
- Nimm nach einer FODMAP-Diät die Phase der Toleranzfindung sehr ernst und schaue, welche einzelnen FODMAPs vertragen werden, um diese möglichst direkt wieder in den Speiseplan zu integrieren.
- Steigere langsam die Menge an fermentierten Lebensmitteln und Ballaststoffen, damit du deine eigene individuelle Dosis ermitteln kannst.

WICHTIG

Essen sollte Spaß machen und positive Emotionen hervorrufen. Solltest du zum Thema Ernährung viel Druck und Anspannung verspüren, ist es sinnvoller, mit anderen Maßnahmen wie Stressmanagement fortzufahren. So kann es passieren, dass allein durch die Regulierung des vegetativen Nervensystems (z. B. durch Entspannungstechniken) die Verträglichkeit der einzelnen Lebensmittelgruppen zunimmt.

BEWEGUNG: Die gesundheitlichen Vorteile regelmäßiger Bewegung sind uns allen bewusst. Interessanterweise deuten neueste Erkenntnisse darauf hin, dass auch die intestinale Mikrobiota durch Bewegung im Alltag positiv beeinflusst wird. So zeigte eine aktuelle Studie, dass schon körperliches Training (regelmäßiges schnelles Gehen/Walking dreimal die Woche à 30–60 Minuten) unsere Zusammensetzung der Darmflora positiv verändern kann (zugunsten der Buttersäure bildenden Bakterien).

DIE KLEINEN HELFERLEIN:
PRÄBIOTIKA, PROBIOTIKA UND ANTIBIOTIKA

Durch Lifestyle-Interventionen wie Stressmanagement und Ernährungstherapie können wir unsere Darmflora in einen blühenden Garten verwandeln. Doch auch Präbiotika, Probiotika sowie Antibiotika können therapeutisch zur Veränderung der intestinalen Mikrobiota eingesetzt werden. Zuallererst wollen wir die einzelnen Helferlein genauer unter die Lupe nehmen:

PRÄBIOTIKA: Präbiotika gehören zu einer Art von Ballaststoffen, die unverdaut in den Dickdarm gelangen und dort eine **Nahrungsquelle** für unsere **gesundheitsfördernden Darmbakterien** bilden. Aber nicht alle Ballaststoffe wirken präbiotisch. So können nur Substanzen die Bezeichnung präbiotisch tragen, die in Studien eine positive Veränderung der Darmflora und damit einen gesundheitsfördernden Nutzen erzielt haben. Viele Lebensmittel wie Früchte, Getreide und Gemüse enthalten von Natur aus Präbiotika. Deshalb müssen Nahrungsergänzungsmittel, die Präbiotika enthalten, bei einer vielseitigen und ausgewogenen Ernährung nicht zusätzlich eingenommen werden. Dennoch gibt es auch die Möglichkeit, diese als Nahrungsergänzungsmittel zu konsumieren. Optimalerweise sollte man mehrere Präbiotika kombinieren, um allen Bakteriengruppen gerecht zu werden und sie beim Wachstum zu unterstützen. Zu den gängigsten präbiotischen Substanzen gehören: Lactulose, Galactooligosaccharide (GOS), Fructooligosaccharide (FOS), partiell hydrolysierter Guar (PHGG), Akazienfaser, Beta-Glucane und resistente Stärke. Einige der Namen kommen dir vielleicht bekannt vor, denn viele Präbiotika gehören zu den FODMAPs und sollten von Reizdarmpatient*innen auf ihre Verträglichkeit geprüft werden. Zu den FODMAP-armen Präbiotika gehören **z. B. PHGG oder Akazien-fasern**.

Merke: Präbiotika sind vor allem interessant, weil sie das Wachstum von Buttersäure bildenden Baktrien erhöhen.

PROBIOTIKA: Im engeren Sinne werden vor allem **lebende Mikroorganismen** zu der Gruppe der Probiotika gezählt. Zu den wichtigsten Vertretern gehören Lactobazillen und Bifidobakterien, die natürlicherweise in **fermentierten Nahrungsmitteln** wie Joghurt, Sauerkraut und Wasserkefir vorzufinden sind. Wie Präbiotika können auch sie in Form von Nahrungsergänzungsmitteln eingenommen werden. Die **Kombination von Prä- und Probiotika** wird auch als **Synbiotika** bezeichnet. Sie werden von vielen Experten bevorzugt empfohlen, um die Überlebenswahrscheinlichkeit sowie die Wirksamkeit des Probiotikums zu verbessern. Wie genau jedoch Probiotika ihre gesundheitliche Wirkung entfalten, wird noch diskutiert. Die neuesten Erkenntnisse deuten darauf hin, dass die vitalen Mikroorganismen eher als **vorübergehende Besucher** auftreten, die das Immunsystem sowie das Darmmilieu modulieren und damit das Wachstum der gesundheitsförderlichen Bakterien fördern.

Doch kommen wir zu der wichtigsten Frage: **Helfen Probiotika beim Reizdarmsyndrom?** Die Antwort lautet: Ja, aber nur wenn ein Probiotikum symptomspezifisch eingesetzt wird. So sind je nach Hauptsymptom (RDS-O oder RDS-D) unterschiedliche Bakterienstämme wirksam. Deswegen ist eine ausführliche Anamnese vor der Verschreibung eines Probiotikums Pflicht. Weiterführende Informationen findest du in der aktuellen Reizdarm-Leitlinie (siehe Literaturverzeichnis am Ende des Buches, Seite 221-222).

GANZHEITLICHE THERAPIE DES REIZDARMSYNDROMS

IN RANDOMISIERTEN, KONTROLLIERTEN STUDIEN POSITIV GETESTETE PROBIOTISCHE STÄMME AN PATIENT*INNEN MIT RDS

PROBIOTISCHE STÄMME

Bifidobacterium infantis 35 624

Bifidobacterium longum NCC3001

Bifidobacterium animalis DN173010

Bifidobacterium bifidum MIMBb75

Lactobacillus plantarum 299v (DSM9843)

Lactobacillus brevis KB290

Lactobacillus acidophilus NCFM

Lactobacillus gasseri CP2305

Lactobacillus reuteri (DSM 17938)

Lactobacillus casei Shirota

Bacillus coagulans MTCC 5856

Escherichia coli (DSM 17252)

Saccharomyces cerevisiae

Quelle: Leitlinie Reizdarmsyndrom, Seite 222

GANZHEITLICHE THERAPIE DES REIZDARMSYNDROMS

WICHTIG

Probiotika sollten mindestens drei Monate eingenommen werden, um ihre Effektivität bewerten zu können. Die Wirkung eines Probiotikums unterscheidet sich von Mensch zu Mensch. Deshalb sollten mehrere Probiotika ausgetestet werden.

ANTIBIOTIKA: Diese Substanzgruppe hat unter anderem dazu geführt, dass die Vielfalt unseres Mikrobioms dramatisch abgenommen hat. Zwar stellen Antibiotika ein **wichtiges Werkzeug gegen schwerwiegende bakterielle Infektionen** wie z. B. eine Sepsis (Blutvergiftung) dar, doch leider wurden sie in der Vergangenheit fälschlicherweise zu häufig verschrieben. Vor allem Antibiotikatherapien in der frühkindlichen Entwicklungsphase haben einen negativen Einfluss auf die spätere Gesundheit im Erwachsenenalter.

Beim Thema Reizdarmsyndrom muss eine Antibiotikatherapie etwas differenziert betrachtet werden. Karina erwähnte bereits, dass bei ihr durch einen Atemtest eine Dünndarmfehlbesiedlung (SIBO) diagnostiziert wurde. Eine wichtige Behandlungsform dieses Krankheitsbildes ist neben einer Ernährungsumstellung eine Antibiotikatherapie mittels **Rifaximin**. Dieses Antibiotikum wirkt vor allem im Verdauungstrakt, wo die fälschlicherweise in den Dünndarm gewanderten Keime abgetötet werden. Aber auch Reizdarmpatient*innen konnten in Studien von einer Antibiotikatherapie mittels Rifaximin profitieren. Bedauerlicherweise kommt es bei einigen Patient*innen (so wie es bei Karina der Fall war) zu einem Rückfall der bestehenden Symptome. Einer der Gründe dafür ist, dass eine Antibiotikatherapie nicht an der Ursache einer Darmflorastörung bzw. der Dünndarmfehlbesiedlung ansetzt.

ZUSAMMENFASSUNG: Eine Mikrobiom-Therapie besteht nicht aus der alleinigen Einnahme von Pillen, die Prä- und Probiotika enthalten, sondern umfasst als wichtigste Säule **lebensstilverändernde Maßnahmen wie Stressmanagement, Ernährungsumstellung, Bewegungstherapie sowie die Arbeit an der eigenen Schlafhygiene.** So wird die Einnahme von unzähligen Prä- und Probiotika ohne eine darmfreundliche Ernährung nicht viel bewirken. Gleichzeitig geht man davon aus, dass Pro- oder Präbiotika mindestens drei Monate täglich eingenommen werden müssen, um eine Veränderung der Darmflora zu bewirken.

Weitere Einblicke zum Thema Reizdarm, Darmgesundheit und ganzheitlicher Medizin erhältst du auf meinem Instagram-Kanal:

INSTAGRAM
@ekatarina.spiess

KOMPLEMENTÄRMEDIZIN:
ERGÄNZENDE BEHANDLUNGSMETHODEN

Das Reizdarmsyndrom ist eine chronische Erkrankung, die dich Monate, Jahre oder sogar Jahrzehnte begleiten wird. Deshalb ist es so wichtig, sich mit der Erkrankung auseinanderzusetzen und zu lernen, wie du trotz der Symptome ein erfülltes und glückliches Leben führen kannst. Karinas Krankheitsgeschichte ist das beste Beispiel dafür. Doch es war nicht immer so. Als Schwägerin erlebte ich hautnah mit, wie sich das Reizdarmsyndrom auf ihre Psyche und ihre Lebensqualität auswirkte. Heute ist sie kaum wiederzuerkennen und inspiriert durch ihre Aufklärungsarbeit andere Menschen, die ebenso von einem Reizdarm betroffen sind. Aus ärztlicher Sicht ist dies schon eine Art Reizdarmtherapie, denn durch das Ansprechen von schambehafteten Themen motiviert sie andere, offen mit ihrem Reizdarmsyndrom umzugehen. Das wiederum fördert die Akzeptanz der Erkrankung, nimmt viel Druck raus und wirkt sich positiv auf das Stresssystem aus. Gleichzeitig erschafft sie ein Gemeinschaftsgefühl und vermittelt ihrer Community, nicht allein mit dieser Erkrankung zu sein. Das alles sind wichtige Komponenten, um langfristig den Reizdarm anzunehmen und mit ihm ein freundschaftliches Verhältnis zu pflegen. Das heißt nicht, dass du nicht auch verzweifelt, wütend, traurig oder hoffnungslos sein darfst. Denn diese Gefühle sind häufige Begleiter von Menschen mit chronischen Erkrankungen, vor allem wenn die Symptome wieder einmal überhandnehmen.

Deswegen ist es sinnvoll, eine Art Notfallkoffer parat zu haben, um in einer aktiven Phase des Reizdarmsyndroms die Symptome wieder in Schach zu halten. So haben die meisten Betroffenen über Jahre hinweg Maßnahmen für sich entdeckt, die ihnen in einer akuten Phase Linderung verschaffen.

IN MEINEM NOTFALLKOFFER IST

○ ....

○ ....

○ ....

○ ....

○ ....

○ ....

○ ....

○ ....

○ ....

○ ....

○ ....

○ ....

○ ....

Vielleicht kann ich dich mit ein paar Tools für deinen Notfallkoffer inspirieren.

BAUCHMASSAGE MIT AROMAÖL   Lege dich dazu auf den Rücken und winkle deine Beine an, um deine Bauchdecke zu entspannen. Für die Bauchmassage eignen sich Aromaöle aus **Kümmel, Fenchel, Lavendel oder Pfefferminze**. Verwende entweder ein bereits gemischtes Massageöl, welches die oben genannten Öle enthält, oder mische die Öle mit einem Trägeröl aus Mandel- oder Olivenöl (zwei bis drei Tropfen Aromaöl zu 50 ml Trägeröl). Beginne nun auf dem Oberbauch mit den Fingerspitzen der rechten Hand kleine Kreisbewegungen im Uhrzeigersinn durchzuführen. Zuerst zeichnest du damit einen großen Kreis und im Anschluss einen kleinen Kreis in der Nähe des Bauchnabels (fünf- bis zehnmal wiederholen). Diese Massage sollte durch langsames Ein- und Ausatmen begleitet werden.

WÄRMEANWENDUNG   Vermutlich hast du eine **Wärmflasche oder ein Kirschkernkissen** zu Hause und das nicht ohne Grund. Denn Wärme lindert durchfall- und verstopfungsbedingte Bauchschmerzen, indem sie die Durchblutung der Verdauungsorgane erhöht und die Spannung verringert. Eine ähnliche Wirkung erzielen **Kümmelölauflagen**. Für die Anwendung verreibe drei Tropfen von 2–5-prozentigem Kümmelöl im Uhrzeigersinn auf deinem Bauch. Darüber legst du dann ein feucht-warmes Geschirrhandtuch sowie eine in ein Frotteehandtuch eingewickelte Wärmflasche (mit wenig und nicht zu heißem Wasser).

WICHTIG

Die von mir vorgestellten Selbsthilfemaßnahmen enthalten ätherische Öle. Diese sollten von hoher Qualität sein, um ihre volle Wirkung entfalten zu können. Gleichzeitig können billig produzierte Öle schädliche Stoffe enthalten.

PHYTOTHERAPEUTIKA (PFLANZLICHE PRÄPARATE)

Dieses Thema verdient eindeutig ein eigenes Buch, denn die Natur beschenkt uns mit wundervollen Heilkräutern, die zur Therapie des Reizdarmsyndroms verwendet werden können. Ihr Einsatzgebiet ist vielfältig, sodass sie in vielen **Teemischungen oder Extrakten** vorkommen. Meine Top-3-Heilpflanzen in Bezug auf Verdauungsbeschwerden sind **Fenchel, Pfefferminze und Kümmel**. Trotz des Wissens um die Wirkung der Heilpflanzen überraschte mich die Tatsache, dass die orale Einnahme von **Pfefferminzöl** (in magensaftresistenten Kapseln, Inhalt meist ca. 90–180 mg Pfefferminzöl) sogar Einzug in die Leitlinie zur Therapie des RDS gefunden hat. Studien zufolge zeigte die kurzfristige Einnahme von Pfefferminzöl vor allem eine Reduktion von Schmerzen und Blähungen.

Merke: Falls du zu den Patient*innen gehörst, die noch nie eine wirkliche Wirkung z. B. nach dem Konsum von Fencheltee verspürt haben, möchte ich dir noch Folgendes mit auf den Weg geben: Nur Arzneimitteltees, die du in einer Apotheke kaufen kannst, garantieren einen ausreichenden Wirkstoffgehalt der pflanzlichen Stoffe. Somit kannst du deinen Fencheltee aus der Drogerie zwar gerne trinken, aber keine Wirkung erwarten. Außerdem ist es wichtig, die Anleitung zur Teezubereitung einzuhalten. Unter anderem sollte man beim Ziehen des Tees unbedingt einen Deckel benutzen, um die wertvollen ätherischen Öle nicht verdampfen zu lassen. Denn genau diese sind unter anderem für die Wirkung der einzelnen Pflanzen und Kräuter verantwortlich.

NÄHRSTOFFMEDIZIN UND ANDERE KOMPLEMENTÄRE BEHANDLUNGSVERFAHREN

Abschließend möchte ich dich dazu ermuntern, auch anderen Medizinsystemen wie Ayurveda (indische Heilkunde), Traditionelle Chinesische Medizin (TCM), Osteopathie (vor allem viszerale Osteopathie) sowie der funktionellen Medizin eine Chance zu geben. Letztere befasst sich schwerpunktmäßig mit den Themen Ernährungsmedizin, Stressmanagement sowie Nährstoffmedizin. Gerade deshalb sind Reizdarmpatient*innen in der funktionellen Medizin genau richtig aufgehoben. Einen wichtigen Teil der Therapie stellt die ausreichende Versorgung mit Mikro- und Makronährstoffen dar. Dabei wird gemeinsam mit dem oder der Patient*in die Ernährung optimiert und gleichzeitig die Supplementation von

Nahrungsergänzungsmitteln empfohlen. Erfahrungsgemäß rutschen einige Reizdarmpatient*innen in einen Nährstoffmangel. Dies ist sicherlich bei RDS-D den chronischen Durchfällen geschuldet. So entschied ich, bei Karina Blut abzunehmen, um ihre Nährstoffversorgung zu überprüfen. Es wunderte mich nicht, dass sie mehrfache Mängel aufwies. Deshalb lass uns gemeinsam wichtige Nährstoffe anschauen, die zur Stabilisierung der Darmbarriere sowie zur Versorgung der Darmschleimhaut notwendig sind.

Dazu gehören unter anderem: Omega-3-Fettsäuren, Zink, Magnesium sowie die Aminosäuren Glutamin (z. B. in Sojabohnen, Haferflocken) und Lecithin (z. B. in Ei, Leber und Leinsamen). Auch ist es wichtig, auf eine ausreichende Vitamin-D3-Versorgung zu achten. So zeigen aktuelle Studien, dass eine Vitamin-D3-Supplementation mit einer Erhöhung der Vielfalt der Darm-Mikrobiota einhergeht.

WICHTIG

Es ist empfehlenswert, vor allem bei Zink und Vitamin D3 den individuellen Spiegel im Blut bestimmen zu lassen, um bei einer zusätzlichen Supplementierung nicht in eine Überdosierung zu rutschen.

GANZHEITLICHE THERAPIE DES REIZDARMSYNDROMS

SCHLUSSWORT

Mit einer chronischen Erkrankung wie dem Reizdarmsyndrom zu leben, stellt für Betroffene eine große Herausforderung dar. Gleichzeitig macht man sich selbst häufig großen Stress, eine gesunde Lebensweise zu pflegen, um die Reizdarmsymptome in den Griff zu bekommen. Deshalb ist es mir so wichtig zu betonen, dass ich dir mit diesem Buch nur Behandlungsoptionen zur Therapie des Reizdarmsyndroms aufzeigen möchte, ohne dabei Druck ausüben zu wollen. Denn du allein entscheidest, welche Maßnahmen du umsetzen wirst und in welchem Tempo. Das Ziel ist es nicht, alle Behandlungsmöglichkeiten gleichzeitig auszuprobieren und sich damit zu überfordern. Lieber solltest du Schritt für Schritt kleine Veränderungen (wie z. B. achtsame Essensgewohnheiten) in deinen Alltag integrieren.

Sieh das Ganze als eine Reise, in der du dich und dein Reizdarmsyndrom besser kennenlernen darfst. Dabei ist es nicht verkehrt, auch mal einen Reiseführer z. B. in Form einer Ernährungsberatung zur Hilfe zu holen. Denn diese Reise darf auch von Expert*innen begleitet werden, die dich liebevoll bei der Therapie des Reizdarmsyndroms unterstützen. Zudem können Gleichgesinnte mit Erfahrungen und Zusammenhalt die Reise erleichtern und sie mit Freude füllen.

Ich wünsche dir von ganzem Herzen, dass du auf deiner Reise einen Weg findest, um ein erfülltes Leben mit oder irgendwann auch ohne Reizdarm zu leben.

ZWISCHEN HOFFNUNG UND HILFLOSIGKEIT

WAS HILFT MIR?

Den Versprechungen aus der Werbung für verschiedenste Arzneimittel zufolge hätte mein Reizdarm schon längst geheilt sein müssen. Immer häufiger sehe ich, wie Tabletten, Pulver oder Cremes beworben werden, die Darmbeschwerden lindern sollen. Ich habe schon einiges ausprobiert: Aufbaukuren für den Darm, verschiedene Probiotika, Heilerde, Flohsamenschalen – aber geholfen hat mir nichts wirklich. Immer wieder spürte ich ein riesiges Hoffnungsgefühl, wenn ich etwas Neues einnahm, musste aber nach drei Monaten leider immer wieder feststellen, dass auch das wieder nicht geholfen hatte.

Nach und nach verlor ich das Vertrauen in Medikamente oder Nahrungsergänzungsmittel, die eine Heilung meines Reizdarms versprachen. Nur ein Notfallmedikament habe ich immer dabei: Loperamid oder Immodium, denn sie lassen den Stuhl fest werden und helfen mir sehr gut in Situationen, in denen Durchfall absolut fehl am Platz wäre (wie vor einer Uniklausur, kurz vor einem anstehenden Flug oder auf einer langen Autofahrt). Solange ich diese Tabletten nur selten nehme, ist das überhaupt kein Problem.

Es gab aber durchaus Zeiten, in denen ich ohne diese Tabletten das Haus nicht mehr verlassen konnte. Fast täglich nahm ich sie ein und fühlte mich nicht sicher, wenn ich sie nicht bei mir hatte. Gerade in der Anfangsphase mit Fabio, in der wir viel unterwegs waren und Zeit mit seinen Freund*innen verbrachten, brauchte ich die kleinen grünen Tabletten, um all das meistern zu können. Während des Lockdowns konnte ich sie dann seltener nehmen und fühlte mich auch ohne Tabletten sicherer als früher. Weil wir nur zu Hause waren, gab es wenige Situationen, in denen ich auf sie angewiesen war. Heute erlaube ich mir deren Einnahme nur, wenn es mir wirklich nicht gut geht und ich nicht schnell nach Hause kann.

Katja und ich wollten das „Projekt Reizdarm" letztes Jahr 2021 gemeinsam angehen, in der Hoffnung, meine Symptome lindern zu können. Sie untersuchte mich noch mal von Kopf bis Fuß, ließ erneut mein Blut und meinen Stuhl untersuchen. Wir konnten einige Nährstoffmängel feststellen, was meine ständige Schlappheit erklärte. Häufig fühlte ich mich abgeschlagen und müde, wahrscheinlich aufgrund der ständigen Durchfälle. Die Nährstoffmängel kann ich durch die Zunahme von Nahrungsergänzungsmitteln ausgleichen. (Einen solchen Test kann ich dir echt empfehlen, wenn du unter ständigen Durchfällen leidest. Das ist wichtig, dass man so etwas herausfindet und dann ausgleicht.) Außerdem klärte mich Katja über eine Krankheit auf, von der ich zuvor noch nie gehört hatte: eine Dünndarmfehlbesiedlung namens SIBO. Um zu untersuchen, ob so eine Fehlbesiedlung bei mir vorlag, bestellten wir einen Atemtest, den man von zu Hause aus machen kann (Seite 50).

Auch hier wollte ich mein Hoffnungsgefühl unterdrücken, weil ich schlicht schon zu oft von negativen Ergebnissen enttäuscht worden war. Einen Tag vor der Durchführung des Tests durfte ich nur Hühnchen, Reis, Ei und Toast essen. Morgens bereitete ich mir Toast und Ei zu, mittags und abends gab's dann Reis mit Hühnchen. Damit ich den Test gemeinsam mit Katjas Unterstützung durchführen konnte, übernachtete ich bei ihr auf der Couch. Ich schlief mit einem mulmigen Gefühl ein und versuchte, die Hoffnung aktiv aus meinem Kopf zu schieben.

Am nächsten Morgen klingelte mein Wecker um sieben Uhr, damit wir mit dem Test beginnen konnten. Ich trank erst eine bestimmte Flüssigkeit, dann musste ich alle dreißig Minuten in ein Röhrchen pusten. Diese Röhrchen schickten wir per Post ans Labor. Dann hieß es warten, warten, warten. Ein paar Tage später rief mich Katja an und sagte, nein, sie rief ins Telefon: „Kiki, du bist positiv! Ich wusste es!" Ein positives Testergebnis. Ich saß da gerade mit Fabio am Esstisch und brach sofort in Tränen aus. Es fühlte sich an, als wäre mit diesem positiven Ergebnis alles erklärt! Ich hatte auf einmal die größte Hoffnung, dass mit der Behandlung der SIBO-Erkrankung alle meine Symptome verschwinden würden. Ich hatte die Hoffnung, ich hätte nun den Ursprung meines Reizdarms gefunden und könnte ihn behandeln.

Fabio und ich führten stundenlange Gespräche darüber, was wir alles machen würden, sollte ich bald keine Darmbeschwerden mehr haben. Was wir alles aufholen würden, wohin wir reisen würden, wo wir überall essen gehen würden und welche Ausflüge wir machen würden. Insgeheim wusste ich aber, dass nach wie vor eine große Wahrscheinlichkeit bestand, dass ich trotz der Behandlung weiterhin Darmbeschwerden haben würde. Aber ich ließ diesen Moment voller heraussprudelnder Lebensfreude und Zukunftspläne einfach mal zu. Ich erinnere mich gern an den Abend zurück, an dem ich voller Hoffnung auf seinem Schoß saß, immer wieder weinte, und wir es beide gar nicht wahrhaben konnten.

Zur Behandlung wurde mir ein Antibiotikum verschrieben. Während dessen Einnahme ging es mir gar nicht gut. Ich hatte immens starken Bauchschmerzen und Durchfälle, fühlte mich schlapp und müde. Außerdem hatte ich eine Ernährungsberatung an meiner Seite, die mich bei einer Ernährungsumstellung begleitete. Die Low-FODMAP-Diät. Du erinnerst dich vielleicht, die hatte ich bereits vor Jahren schon mal gemacht und auch da eine Besserung verspürt. Die nächsten drei Monate ging es mir ... gut? Ich weiß nicht, wann ich das letzte Mal über so einen langen Zeitraum so wenige Symptome hatte. Auf einmal spürte ich, wie ich mich wieder auf meinen Körper verlassen konnte, auch wenn ich all dem nicht so wirklich traute und insgeheim auf meine nächste Reizdarm-Session wartete.

In dieser Zeit während der Diät und der Wiedereinführung von Lebensmitteln hatte ich vielleicht fünf Tage, an denen es mir nicht gut ging. Verrückt, wenn man bedenkt, dass meine Beschwerden fast täglich vorliegen. Die Diät hält man allerdings nicht dauerhaft ein, da sie zu Nährstoffmängeln führen kann. Inzwischen ist die Behandlung nun fast ein Jahr her, und was soll ich sagen? Ich befinde mich wieder im alten Trott: Fast täglich rebelliert mein Bauch und ich habe wieder vermehrt Schmerzen und Durchfall. It was nice while it lasted. Very nice. Ich werde also wohl erneut einen SIBO-Test durchführen, um die Fehlbesiedlung gegebenenfalls erneut zu behandeln.

Zusammenfassend muss ich mir und dir also leider eingestehen, dass ich bis heute nichts gefunden habe, was mir und meinem Reizdarm wirklich hilft. Eine Sache, die mir den Umgang mit der Krankheit aber enorm vereinfacht hat, ist die offene Kommunikation. Ich habe in diesem Buch schon sehr oft darauf hingewiesen, in wie vielen Bereichen sie einem helfen kann. Ich möchte das hier noch mal zusammenfassen, um dir zu verdeutlichen, wie sehr ich dir das offene Gespräch über deine Ängste und Krankheiten ans Herz legen möchte.

Leider ist es nach wie vor in vielerlei Hinsicht ein gesellschaftliches Tabu, offen über Krankheiten zu sprechen. Danach wird einem das Gefühl von Schwäche vermittelt, häufig wird man nicht für voll genommen und immer wieder höre ich Sätze wie: „Darüber spricht man doch nicht." Doch! Genau darüber spricht man und das sollten wir noch viel mehr. Gerade im Familien- und Bekanntenkreis sollten wir offen über unsere Krankheiten, Ängste, Sorgen und Gedanken sprechen (können). Wir sollten andere Menschen an unseren Struggles teilhaben lassen, denn wir müssen durch all das nicht allein durch. Wir haben Menschen in unserem Umfeld, die uns helfen wollen, die uns unseren Rücken stärken und immer ein offenes Ohr für uns haben. Und wenn diese Personen nicht unterstützend reagieren, wenn wir ihnen von unseren tiefsten Ängsten und Schmerzen erzählen, dann wollen wir diese Menschen gar nicht um uns herum haben.

Außerdem unterstützt uns die offene Kommunikation darin, diese Seite an uns selbst zu akzeptieren. Wir lernen, dass diese Seite ein Teil von uns ist, mit der wir zu leben lernen. Ich habe realisiert, dass ich all das nicht von mir wegschieben und verdrängen kann. Ich kann nicht so tun, als wäre ich kerngesund und könnte alle Hürden im Leben meistern. Erst seitdem ich darüber spreche, kann ich diese Krankheiten an mir akzeptieren.

Dafür kannst du dieser Seite beispielsweise auch einen Namen geben, wie Ursula oder Tina. Bei mir ist Ursula eine meiner Freundinnen, die manchmal unangekündigt und zu unpassenden Momenten auftaucht. Sie ist tollpatschig, übertreibt gern und steigert sich schnell in Sachen rein. Manchmal ist sie ziemlich anstrengend, aber dennoch habe ich sie lieb. Und weißt du, was das Allerbeste ist? Ursula geht auch wieder. Ich weiß, eigentlich sollte ich traurig sein, wenn mich eine Freundin wieder verlässt, aber bei Ursula freue ich mich tatsächlich jedes Mal, wenn sie sich von mir verabschiedet. Ich hoffe sehr, dass Ursula irgendwann auswandert und in die Ferne zieht. Ich werde sie wahrscheinlich nie ganz los, sie wird mich ab und zu besuchen kommen, aber das ist auch okay.

Ich habe dir bereits in dem Kapitel „Die Psyche" (Seite 53) einen Einblick darin gegeben, wie schwer es für mich ist, eine Therapie zu beginnen. Ich schätze, dass man sich über die Jahre so sehr an die Symptome gewöhnt hat und diese so sehr Teil der eigenen Persona sind, dass man manchmal gar nicht das Verlangen oder Bedürfnis nach Veränderungen hat. Hinzu kommt, dass ich persönlich kein großes Vertrauen in die Nützlichkeit der Psychotherapie habe. Was natürlich totaler Blödsinn ist, denn ich lese täglich Nachrichten von Menschen, die mir schreiben, dass ihnen eine Psychotherapie sehr wohl geholfen habe, mit ihren Beschwerden und Problemen besser leben zu können.

Tipp: *Trau dich offen über deine Krankheit und deine Ängste zu sprechen. Du kannst erst mal in deinem engsten Freundes- und Familienkreis anfangen, um dich daran zu gewöhnen, über so intime Dinge zu sprechen. Wenn du dich in deinem kleinen Kreis sicher fühlst, könntest du probieren, auch mit deiner liebsten Arbeitskollegin darüber zu reden, vielleicht ja sogar mit deinem Date. Nach und nach wirst du merken, dass es dir immer leichter fallen wird und du immer treffendere Worte für deine Gefühle finden wirst. Ich weiß, es ist ein riesengroßer Schritt, all das an-/auszusprechen, aber ich glaub an dich! Das schaffst du!*

Ich habe bereits viele unangenehme Gespräche mit meinen besten Freund*innen geführt, die mich immer wieder darauf ansprechen, dass ich mir einen Therapieplatz suchen solle. Ich kann nicht in Worte fassen, woran es letztlich liegt, dass ich es bis heute nicht getan habe.

Ich könnte mir vorstellen, dass es dir eventuell ähnlich geht, und vielleicht nicht der Mut da ist, den ersten Schritt zu gehen, einen Termin zu vereinbaren. Lass uns das gemeinsam angehen, unsere inneren Blockaden lösen und uns auf die Suche nach einem Therapieplatz machen. Bist du dabei? Ich verspreche dir, ich werde dieses Kapitel erst zu Ende schreiben, wenn ich einen Ersttermin vereinbart habe. Heute ist der 31. Oktober 2022.

Heute ist der 18. November 2022 und ich habe einen Termin für ein Erstgespräch ausgemacht. Es fühlt sich komisch an, nun eine meiner höchsten Prioritäten auf meiner To-do-Liste abhaken zu können. In meinem Kopf hat es sich angefühlt wie eine riesige Herausforderung, die ich nicht überwinden kann. Seit Jahren war dieses Hindernis ins Unermessliche gewachsen, aber jetzt habe ich realisiert, dass ein ganz kleiner Sprung im ersten Schritt völlig ausreicht. Ich habe schnell einen Termin bekommen und habe sogar Aussicht auf einen Therapieplatz. Mich macht dieser Schritt nervös, aber ich denke trotzdem, dass es der richtige ist. Eine bereits zehn Jahre während Krankheit zu verarbeiten, wird nicht einfach, aber es ist der erste Schritt zur Heilung. Ich wünsche mir von ganzem Herzen, dass du dich auch traust, diesen Schritt zu gehen.

KAPITEL 7

FAZIT

DARM OHNE SCHAM

W hat. A. Year. Dieses Jahr war einfach nur verrückt. Wir sind Anfang des Jahres in eine wunderschöne Wohnung gezogen, haben einen zauberhaften Welpen bekommen, ich war bei „The House of Carmushka" in Italien, wir waren mit dem Camper im Urlaub, ich war mit meiner Agentur eine Woche auf Ibiza, habe an vielen Events teilgenommen und mich allgemein einfach viel mehr getraut. All das wäre vor ein paar Jahren völlig undenkbar gewesen. Natürlich war all das immer mit enormem Stress verbunden und ich mache häufig weiterhin noch Rückschritte, aber lasse mich von diesen nicht mehr so runterziehen wie früher. Seit diesem Jahr, 2021, kann ich mit fester Überzeugung sagen, dass ich glücklich bin – mit mir und meinem Leben. Ich habe immer wieder Tage, an denen es mir scheiße geht, ich meinen Darm hasse, frustriert bin, dass ich früher nach Hause fahren oder sogar absagen muss, aber ich denke, das ist ganz normal.

Die grundlegende Einstellung zu mir, meinen Problemen, Ängsten und Beschwerden hat sich aber verändert. Ich habe diese Krankheiten an mir akzeptiert, schäme mich nicht mehr für sie und stehe für mich und meine Grenzen ein. Das hat dazu beigetragen, dass sich meine Lebensqualität nach Jahren endlich verbessert hat, obwohl meine Symptome gleich (scheiße) geblieben sind. Meine Wunschvorstellung wäre es, dass ich eines Tages symptomfrei leben kann. Da die Krankheiten inzwischen einen so großen Teil meiner Identität ausmachen, wüsste ich gar nicht, was ich ohne all das überhaupt für ein Mensch wäre. Würde ich gern feiern und essen gehen, reisen und spontane Ausflüge unternehmen? Vielleicht bin ich ja auch ohne Reizdarm und Angststörung ein Mensch, der supergern zu Hause ist und nur mit den engsten Freund*innen Zeit verbringt? Wer bin ich eigentlich? Eine Frage, die ich hoffentlich irgendwann beantworten kann.

Es ist schön, dieses Buch mit Hoffnung und Freude auf die Zukunft beenden zu können. Ich wünschte, ich könnte dir noch schreiben, inwiefern mir die Psychotherapie geholfen hat und welche Learnings ich daraus mitnehmen konnte, aber das erfährst du alles auf meinem Instagram-Kanal @kikidoyouloveme. Dort werde ich dich, so weit es sich richtig anfühlt, an meiner Reise teilhaben lassen.

Abschließend hoffe ich, dass dich nun, wenn du das Buch oder den Reader wieder zuklappst, das Gefühl des „Nicht-allein-Seins" erfüllt. Es kann sich schnell so anfühlen, als wäre man die einzige Person im Umfeld, die mit diesen oder ähnlichen Beschwerden zu kämpfen hat. Ich hoffe sehr, dass ich dir einen kleinen liebevollen Schubser in deinen wundervollen Po geben konnte und du dich nun traust, offener über deine Ängste, Beschwerden und Verhaltensmuster zu sprechen. Das gilt übrigens nicht nur bei deinen Darmbeschwerden, denn das lässt sich auf alles im Leben übertragen.

Wenn wir uns anderen gegenüber öffnen – sei es zu Krankheit, Sorgen, Emotionen, Unsicherheiten, Ängsten und und und –, merken wir, dass wir nicht allein sind. Es hilft sehr, den Haufen Gedanken auszusprechen. Gespräche mit Freund*innen oder der Familie können helfen, Dinge besser einzuordnen, zu reflektieren und vielleicht sogar zu bewältigen. Wir sitzen alle in einem Boot, gehen gemeinsam nicht unter und kämpfen! Und ich weiß, dass jeder Tag, jede kleinste Aktivität zu einem Kampf werden kann. Sei dir sicher, dass du nicht allein kämpfst. Suche dir Menschen in deinem Umfeld oder auf Social Media, beispielsweise unter meinen Beiträgen oder in Facebook-Gruppen, denen es ähnlich geht. Mit denen du dich austauschen kannst und von denen du dich verstanden fühlst.

Und noch viel wichtiger: Gib niemals auf! Hinterfrage ruhig auch mal allzu pauschale Aussagen deiner Ärzt*innen, denn auch sie sind nur Menschen und häufig überarbeitet, haben oftmals nicht genügend Zeit, sich wirklich mit deiner individuellen Geschichte auseinanderzusetzen. Suche nach Expert*innen in deiner Nähe und informiere dich schon vorab, wonach du fragen könntest, denn du hast nun ein Grundverständnis davon, was in deinem Darm eigentlich vor sich geht! Du kannst dich an den Listen, die Katja hier im Buch erstellt hat, orientieren.

Und ein letztes Mal, weil es mir so Spaß bringt, diese Worte auszusprechen und zu schreiben: **JEDER MENSCH HAT MAL VERSTOPFUNG, JEDER MENSCH HAT MAL DURCHFALL, JEDER MENSCH FURZT UND JEDER MENSCH KACKT.** Wir müssen dieses Thema endlich enttabuisieren. Und bis dahin wünsche ich dir ein frohes Kacken!

FAZIT

Wenn du dich weiter informieren und austauschen möchtest, lade ich dich herzlich in meine Gruppe „Kikiconnects" ein. Die Gruppe habe ich 2021 als Safe Space für meine Reizdarm-Community gegründet. Let's connect and talk about shit!

Reizdarm Community

– Kikiconnects

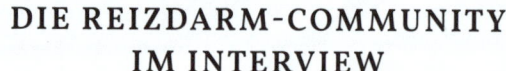

DIE REIZDARM-COMMUNITY
IM INTERVIEW

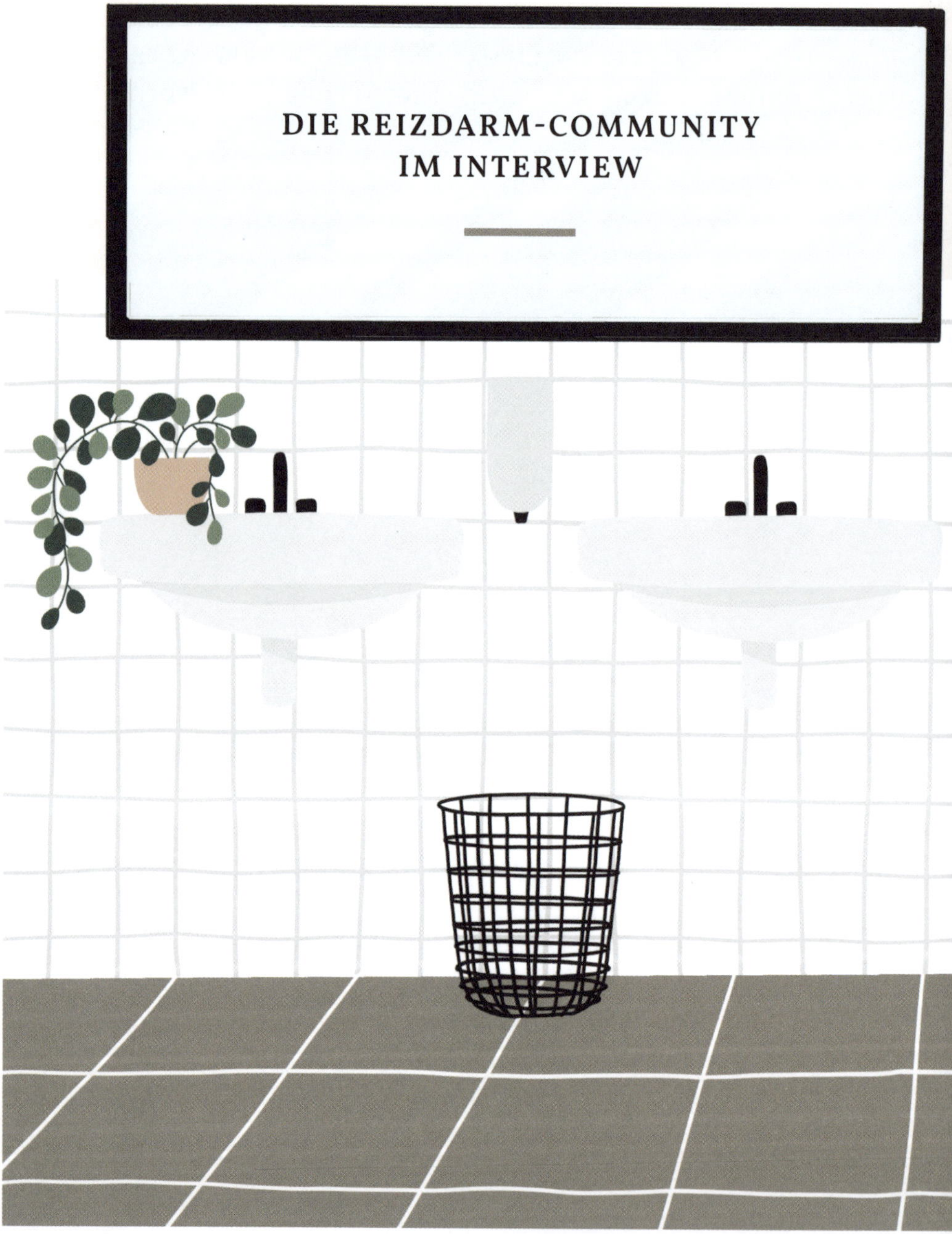

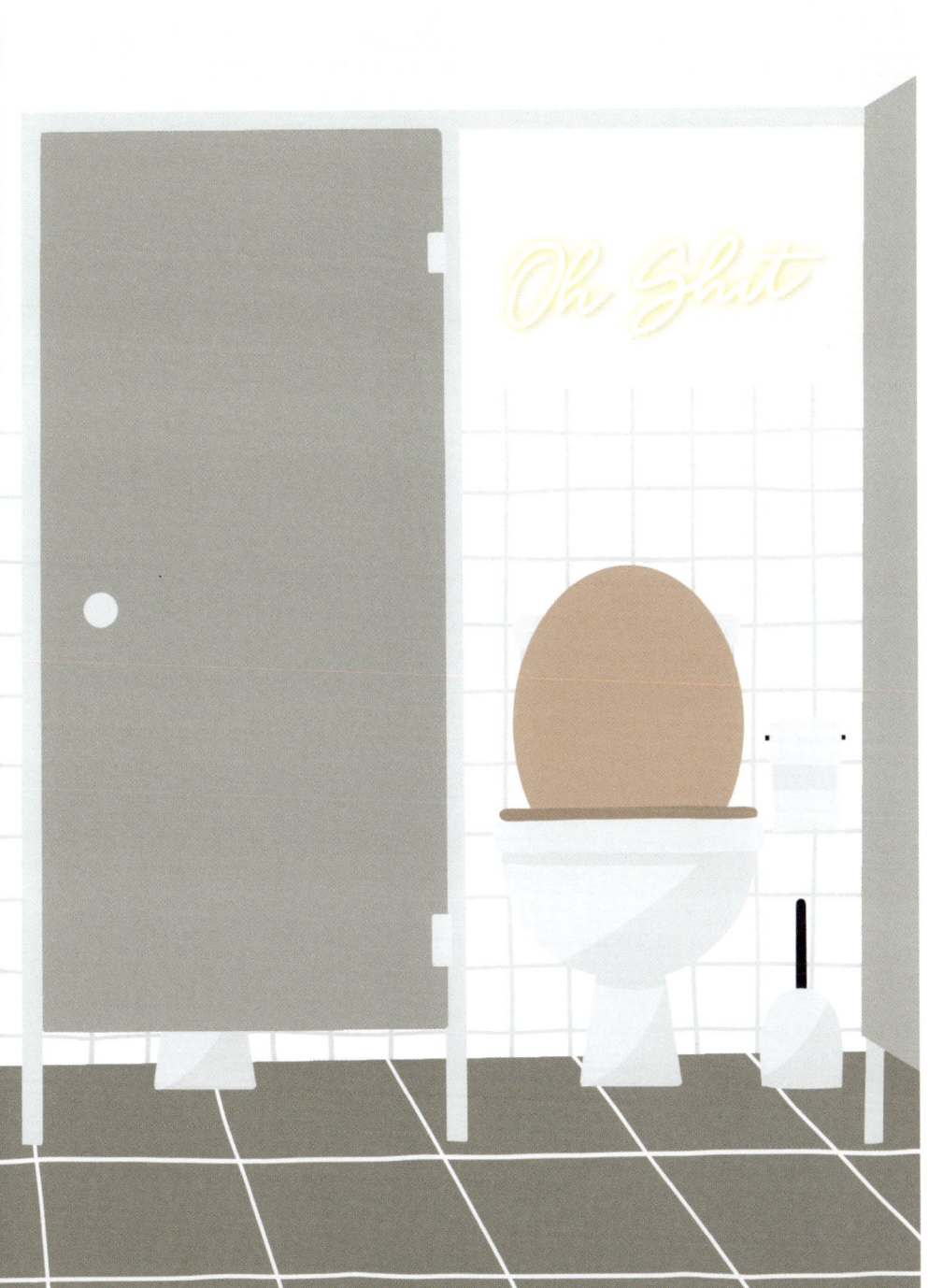

JANINE

WIE HEISST DU UND WIE ALT BIST DU?
Janine, 35 Jahre alt

WELCHEN BERUF ÜBST DU AUS?
Ärztin

WELCHEN TYP REIZDARM HAST DU?
X Durchfall
Verstopfung
Beides

WIE HÄUFIG AM TAG HAST DU
DURCHSCHNITTLICH STUHLGANG?
Drei- bis viermal pro Tag, an schlechten Tagen noch öfter

WIE LANGE LEBST DU BEREITS MIT EINEM REIZDARM?
Seit meinem achtzehnten Lebensjahr

FÜHLST DU DICH MIT DER DIAGNOSE ALLEINGELASSEN?
Ja
X Nein

LEIDEST DU UNTER PSYCHISCHEN AUSWIRKUNGEN, AUF-
GRUND DEINES REIZDARMS (Z. B. UNTER DEPRESSIONEN
ODER ÄNGSTEN)? WENN JA, WIE ÄUSSERN SICH DIESE?
In den schlimmsten Phasen sozialer Rückzug aus Scham. Ängste vor lan-
gen Autofahrten, Flugreisen etc. Aktivitäten, in denen ich über zwei bis drei
Stunden keine Toilette in der Nähe habe, oder Essengehen mit „Fremden"
sind ebenfalls sehr schwierig für mich.

BEWERTE DEINE LEBENSQUALITÄT (1 = SCHLECHT, 10 = GUT)

1   X   10

NENNE EINE ALLTAGSSITUATION, IN DER DICH DER REIZDARM AM MEISTEN EINSCHRÄNKT.

Wenn ich weiß, dass ich in einer Situation bin (z. B. Auto, in der Natur), wo ich nicht schnell zur Toilette kann. Entweder ich nehme Medikamente oder meide diese Situationen. Auch Restaurantbesuche gehen manchmal nicht.

KANNST DU OFFEN ÜBER DEINE BESCHWERDEN SPRECHEN?

X   Ja, im Freundeskreis

X   Ja, in der Familie

X   Ja, auf der Arbeit (teils)

     Nein, kann ich nicht.

HAST DU ETWAS GEFUNDEN, DAS DIR BEI DEINEN BESCHWERDEN HILFT?

Letztlich auf Ernährung geachtet, ausprobiert, was geht und was nicht, Stressreduktion, Yoga. Kommunizieren, wenn es mir nicht gut geht.

DEINE PEINLICHSTE KACKSTORY:

Puh ... ich sage nur Vorbereitung zur Darmspiegelung in meiner damals noch ganz jungen Beziehung mit nur einer Toilette :-)

KATHARINA

WIE HEISST DU UND WIE ALT BIST DU?
Katharina, 37 Jahre

WELCHEN BERUF ÜBST DU AUS?
Friseurin und Maskenbildnerin

WELCHEN TYP REIZDARM HAST DU?
X Durchfall
Verstopfung
Beides

WIE HÄUFIG AM TAG HAST DU
DURCHSCHNITTLICH STUHLGANG?
Vier- bis fünfmal

WIE LANGE LEBST DU BEREITS MIT EINEM REIZDARM?
2016

FÜHLST DU DICH MIT DER DIAGNOSE ALLEINGELASSEN?
X Ja
Nein

LEIDEST DU UNTER PSYCHISCHEN AUSWIRKUNGEN, AUF-
GRUND DEINES REIZDARMS (Z. B. UNTER DEPRESSIONEN
ODER ÄNGSTEN)? WENN JA, WIE ÄUSSERN SICH DIESE?
Ja unter Ängsten. Alles, was ausserhalb meiner Komfortzone stattfindet, fällt
mir schwer oder geht erst gar nicht. Panik, keine Toilette zu finden, lange
Autofahrten, fliegen, Wanderungen, essen etc.

BEWERTE DEINE LEBENSQUALITÄT (1 = SCHLECHT, 10 = GUT)

1   X   10

NENNE EINE ALLTAGSSITUATION, IN DER DICH DER REIZDARM AM MEISTEN EINSCHRÄNKT.

Zur Arbeit zu fahren und dort auch zu bleiben. Immer diese Angst währenddessen, es nicht rechtzeitig auf Toilette zu schaffen oder eine Panikattacke zu bekommen.

KANNST DU OFFEN ÜBER DEINE BESCHWERDEN SPRECHEN?

X   Ja, im Freundeskreis

X   Ja, in der Familie

    Ja, auf der Arbeit

    Nein, kann ich nicht.

HAST DU ETWAS GEFUNDEN, DAS DIR BEI DEINEN BESCHWERDEN HILFT?

Leider noch nicht.

DEINE PEINLICHSTE KACKSTORY:

Nicht ganz Kackstory, aber ich bin mit meinem Freund nach Berlin geflogen und hatte solche Angst und Durchfall, dass man es mir deutlich ansah, als ich einstieg. Die Flugbegleiter*innen machten dann eine Durchsage: „Herzlich willkommen auf Flug XY von Basel nach Berlin ... und die Frau auf Platz XY bekommen wir auch ganz sicher dahin ..."

DIE REIZDARM-COMMUNITY IM INTERVIEW

MICHELLE

―――――――

WIE HEISST DU UND WIE ALT BIST DU?
Ich heiße Michelle und bin 21 Jahre alt.

WELCHEN BERUF ÜBST DU AUS?
Ich bin Einzelhandelskauffrau.

WELCHEN TYP REIZDARM HAST DU?
   Durchfall
   Verstopfung
X   Beides (Verstopfung selten)

WIE HÄUFIG AM TAG HAST DU DURCHSCHNITTLICH STUHLGANG?
Kommt sehr darauf an, wie mein Darm tickt, ob ich Schmerzen habe oder nicht, ca. ein- bis dreimal.

WIE LANGE LEBST DU BEREITS MIT EINEM REIZDARM?
Seit 9 Jahren

FÜHLST DU DICH MIT DER DIAGNOSE ALLEINGELASSEN?
X   Ja   Nein

LEIDEST DU UNTER PSYCHISCHEN AUSWIRKUNGEN, AUF-GRUND DEINES REIZDARMS (Z. B. UNTER DEPRESSIONEN ODER ÄNGSTEN)? WENN JA, WIE ÄUSSERN SICH DIESE?
Ich leide unter Angstzuständen und Panikattacken. Seitdem alles nach Jahren mit meinem Darm schlimmer wurde und mir viele Dinge unterwegs passiert sind, hat sich mein Leben sehr eingeschränkt. Eine Panikattacke äußert sich bei mir so, dass ich Herzrasen bekomme, Unwohlsein, Kreislauf, Bauch-

krämpfe habe etc. Ich bin selbst mit mir und der Angst so beschäftigt, dass ich um mich herum kaum mehr was wahrnehme. Ich bin in dem Moment nicht mehr ich selbst.

BEWERTE DEINE LEBENSQUALITÄT (1 = SCHLECHT, 10 = GUT)

1   X   10

NENNE EINE ALLTAGSSITUATION, IN DER DICH DER REIZDARM AM MEISTEN EINSCHRÄNKT.

Essen gehen, da ich Angst habe, etwas nicht zu vertragen und dass dort dann die ganze Zeit aufs Klo muss. Menschenmengen, ich fühle mich in Menschenmengen sehr unwohl und es löst schnell Panik in mir aus. Kein Klo in der Nähe zu haben, ist das Schlimmste für mich. Ich muss zur Beruhigung wissen, dass in der Nähe ein Klo ist, wo ich jederzeit hingehen könnte.

KANNST DU OFFEN ÜBER DEINE BESCHWERDEN SPRECHEN?

X Ja, im Freundeskreis   X Ja, in der Familie

X Ja, auf der Arbeit   Nein, kann ich nicht.

HAST DU ETWAS GEFUNDEN, DAS DIR BEI DEINEN BESCHWERDEN HILFT?

Aufs Klo gehen, danach ist meistens alles besser, Wärmflasche, viel Ablenkung, der Anxiety-Situation aus dem Weg gehen, indem ich von dem Ort, wo ich mich gerade nicht wohlfühle, nach Hause gehe, ein Treffen oder einen Termin absage, wenn ich ein unwohles Gefühl dabei habe.

DEINE PEINLICHSTE KACKSTORY:

Ich bin mit meinen Eltern in den Urlaub gefahren mit dem Auto. Das war die Anfangszeit von meinem Reizdarm. Wir waren mitten auf der Autobahn, wir konnten in der Zeit nirgends runterfahren. Ich hatte plötzlich so starke Bauchschmerzen/Krämpfe bekommen und zusätzlich auch Kreislauf, dass ich es vor Schmerzen nicht mehr ausgehalten habe und ganz dringend ein Klo brauchte!!! Letztendlich habe ich es nicht geschafft und musste leider mitten auf die Autobahn machen!! Das war das Peinlichste, was mir je passiert ist.

KATI

WIE HEISST DU UND WIE ALT BIST DU?
Kati, seit 35 Jahren Bewohnerin des Planeten Erde :)

WELCHEN BERUF ÜBST DU AUS?
Key Account Managerin, Mix aus Kundenbetreuung und Sales

WELCHEN TYP REIZDARM HAST DU?
X Durchfall
Verstopfung
Beides

**WIE HÄUFIG AM TAG HAST DU
DURCHSCHNITTLICH STUHLGANG?**
An guten Tagen ein- bis zweimal, durchschnittlich zwei- bis dreimal, an schlechten Tagen vier- bis achtmal

WIE LANGE LEBST DU BEREITS MIT EINEM REIZDARM?
Seit 19 Jahren

FÜHLST DU DICH MIT DER DIAGNOSE ALLEINGELASSEN?
X Ja
Nein

**LEIDEST DU UNTER PSYCHISCHEN AUSWIRKUNGEN, AUF-
GRUND DEINES REIZDARMS (Z. B. UNTER DEPRESSIONEN
ODER ÄNGSTEN)? WENN JA, WIE ÄUSSERN SICH DIESE?**
Mich begleiten seit Diagnose des Reizdarms (2006) Angst- und Zwangs-zustände sowie phasenweise (zuletzt 2022) leichte oder mittelschwere De-pressionen. Die dann akuten Ängste beziehen sich primär auf die Toiletten-

Situation: Gibt es am Ort XY genügend WCs? Sind sie sauber genug, dass ich mich nicht ekle, dort mehrmals hinzumüssen? Bekommen andere mit, dass ich so häufig gehen muss? Hört man mich vom Klo nebenan? Riecht es komisch? Wird man mich seltsam angucken? Hoffentlich begegne ich niemandem!

BEWERTE DEINE LEBENSQUALITÄT (1 = SCHLECHT, 10 = GUT)

1						X		10

NENNE EINE ALLTAGSSITUATION, IN DER DICH DER REIZDARM AM MEISTEN EINSCHRÄNKT.

Alle Aktivitäten außer Haus sind herausfordernd. Mal mehr, mal weniger – je nach Tagesform und wie wohl ich mich mit der Herausforderung fühle. Sei es eine Autofahrt, Zugfahrt, Reise, Office-Arbeit, einkaufen/essen gehen, Kino – die Angst ist omnipräsent und es belastet mich vor allem deshalb, da ich mein Umfeld damit ungewollt einschränke.

KANNST DU OFFEN ÜBER DEINE BESCHWERDEN SPRECHEN?

X Ja, im Freundeskreis   X Ja, in der Familie

X Ja, auf der Arbeit (teils)   Nein, kann ich nicht.

HAST DU ETWAS GEFUNDEN, DAS DIR BEI DEINEN BESCHWERDEN HILFT?

Mental: reflektieren & die Wurzel des Problems finden! (bei mir: geringes Selbstwertgefühl), lernen den Körper, gut zu behandeln.

Physisch: Leinsamen! UND: FODMAP war mind-blowing. Sechs Wochen komplett beschwerdefrei! -> Kein(e) Gluten, Laktose, Fruktose, Sorbite

DEINE PEINLICHSTE KACKSTORY:

Puhh ... Wer liest das hier alles? :)) Alles zum Glück ewig her: 1. Vor einer Freundin spontan eingekackt (von 0 auf 100 Krämpfe und Druck); 2. Mit Lebensmittelvergiftung im Europapark vier Stunden von einem Klo zum nächsten Richtung Ausgang gehangelt/gekrochen. 3. In Ägypten nach dem Frühstück gedacht, ich muss pupsen ... guess what? War kein Pups. :))

LISA

———

WIE HEISST DU UND WIE ALT BIST DU?

Lisa, 32 Jahre

WELCHEN BERUF ÜBST DU AUS?

Zahnmedizinische Fachangestellte

WELCHEN TYP REIZDARM HAST DU?

X Durchfall

Verstopfung

Beides.

WIE HÄUFIG AM TAG HAST DU DURCHSCHNITTLICH STUHLGANG?

Vier- bis siebenmal

WIE LANGE LEBST DU BEREITS MIT EINEM REIZDARM?

Seit 2011, also 12 Jahre

FÜHLST DU DICH MIT DER DIAGNOSE ALLEINGELASSEN?

Ja   X Nein

LEIDEST DU UNTER PSYCHISCHEN AUSWIRKUNGEN, AUFGRUND DEINES REIZDARMS (Z. B. UNTER DEPRESSIONEN ODER ÄNGSTEN)? WENN JA, WIE ÄUSSERN SICH DIESE?

Ja, absolut. Die Angst vor der Angst. Und Hypochondrie ist dazugekommen. An den meisten Tagen denke ich an nichts anderes, außer an meinen Reizdarm. Dann kann ich mich auf nichts anderes konzentrieren. Eine Zeit lang habe ich einfach kaum etwas gegessen, weil ich dachte, dann müsste ich nicht aufs Klo.

BEWERTE DEINE LEBENSQUALITÄT (1 = SCHLECHT, 10 = GUT)

1   X   10

NENNE EINE ALLTAGSSITUATION, IN DER DICH DER REIZDARM AM MEISTEN EINSCHRÄNKT.

Der Alltag mit Kleinkind. Spielplatzbesuche, Schwimmbäder, Tagesausflüge, alles für mich schwer oder gar nicht machbar. Immer mit dem Gedanken, ob ein Klo in der Nähe ist und wie ich dieses mit Kind auch rechtzeitig erreichen kann. Für viele ganz normale Dinge, für mich mit das Schwerste auf der Welt.

KANNST DU OFFEN ÜBER DEINE BESCHWERDEN SPRECHEN?

X   Ja, im Freundeskreis

X   Ja, in der Familie

X   Ja, auf der Arbeit

    Nein, kann ich nicht.

HAST DU ETWAS GEFUNDEN, DAS DIR BEI DEINEN BESCHWERDEN HILFT?

Reden, reden, reden … Vor allem mit meinem Mann zu reden, hilft mir immer sehr gut, dieser baut mich immer wieder auf. (Klo-)Pausen einlegen, also nach der Arbeit erst mal nach Hause, dann erst Kind abholen/einkaufen etc.

DEINE PEINLICHSTE KACKSTORY:

Nach einer Gartenparty wollten wir mit dem Auto nach Hause fahren und ich musste ganz plötzlich kacken … tja, ging in die Hose. Schnell angehalten und auf einer Wiese weitergekackt. Seitdem habe ich immer Wechselsachen im Auto.

FRANZI

WIE HEISST DU UND WIE ALT BIST DU?
Franzi 24

WELCHEN BERUF ÜBST DU AUS?
Polizeibeamtin

WELCHEN TYP REIZDARM HAST DU?
X Durchfall
   Verstopfung
   Beides.

WIE HÄUFIG AM TAG HAST DU
DURCHSCHNITTLICH STUHLGANG?
Zwischen einmal und sechsmal ist alles möglich.

WIE LANGE LEBST DU BEREITS MIT EINEM REIZDARM?
Ca. 10 Jahre

FÜHLST DU DICH MIT DER DIAGNOSE ALLEINGELASSEN?
X Ja
   Nein

LEIDEST DU UNTER PSYCHISCHEN AUSWIRKUNGEN, AUF-
GRUND DEINES REIZDARMS (Z. B. UNTER DEPRESSIONEN
ODER ÄNGSTEN)? WENN JA, WIE ÄUSSERN SICH DIESE?
Ich habe eine depressive Störung sowie Angststörung entwickelt. Diese äu-
ßern sich durch Weinattacken, Traurigkeit und dauerhaftes Zerdenken. Panik
vor Ausflügen, Reisen, Gruppenaktivitäten, öffentlichen Verkehrsmitteln,
Großveranstaltungen, leisen Räumen ...

BEWERTE DEINE LEBENSQUALITÄT (1 = SCHLECHT, 10 = GUT)

1   X   10

NENNE EINE ALLTAGSSITUATION, IN DER DICH
DER REIZDARM AM MEISTEN EINSCHRÄNKT.
Lange Autofahrten, einkaufen in Supermärkten, Bus-/Bahnfahrten

KANNST DU OFFEN ÜBER DEINE BESCHWERDEN SPRECHEN?
   Ja, im Freundeskreis
X   Ja, in der Familie
   Ja, auf der Arbeit
   Nein, kann ich nicht.

HAST DU ETWAS GEFUNDEN, DAS DIR BEI DEINEN
BESCHWERDEN HILFT?
Pille abgesetzt, Verhaltenstherapie gemacht, Heilpraktikerin hinzugezogen,
glutenfreie Ernährung

DEINE PEINLICHSTE KACKSTORY:
Während einer 25-minütigen S-Bahnfahrt dreimal aussteigen müssen vor
Panik, über den gesamten vollen Bahnhof rennen, um eine Toilette zu fin-
den. – War mir superunangenehm.

DIE REIZDARM-COMMUNITY IM INTERVIEW

LISA MARIE

WIE HEISST DU UND WIE ALT BIST DU?
Ich heiße Lisa Marie und bin 16 Jahre alt.

WELCHEN BERUF ÜBST DU AUS?
Ich bin Schülerin und gehe in die zehnte Klasse.

WELCHEN TYP REIZDARM HAST DU?
Durchfall

Verstopfung

X Beides (Durchfall überwiegt)

WIE HÄUFIG AM TAG HAST DU DURCHSCHNITTLICH STUHLGANG?
Bei Durchfall ein- bis zweimal täglich; Bei Verstopfung zwei- bis dreimal die Woche

WIE LANGE LEBST DU BEREITS MIT EINEM REIZDARM?
2,5–3 Jahre

FÜHLST DU DICH MIT DER DIAGNOSE ALLEINGELASSEN?
X Ja

Nein

LEIDEST DU UNTER PSYCHISCHEN AUSWIRKUNGEN, AUFGRUND DEINES REIZDARMS (Z. B. UNTER DEPRESSIONEN ODER ÄNGSTEN)? WENN JA, WIE ÄUSSERN SICH DIESE?
Ja, leide ich. Gefühle von Traurigkeit und Niedergeschlagenheit, Wertlosigkeit sowie Energiemangel sind durchaus auf der Tagesordnung. Weiterhin hatte ich eine Gewichtsabnahme durch Ängste vor erneutem Bauchweh und einen

Rückzug von sozialen Aktivitäten, was zu einer sozialen Isolation führte.

BEWERTE DEINE LEBENSQUALITÄT (1 = SCHLECHT, 10 = GUT)

1   X   10

NENNE EINE ALLTAGSSITUATION, IN DER DICH DER REIZDARM AM MEISTEN EINSCHRÄNKT.

Die Schule! Ein Ort voller Stress und Eindrücke, wo so gut wie kein Rückzugsort gegeben ist. Ständige Angst, Beschwerden zu bekommen, und Angst vor Teilahmen an einer Klassenfahrt stehen leider groß geschrieben.

KANNST DU OFFEN ÜBER DEINE BESCHWERDEN SPRECHEN?

 Ja, im Freundeskreis
X Ja, in der Familie
 Ja, auf der Arbeit
 Nein, kann ich nicht.

HAST DU ETWAS GEFUNDEN, DAS DIR BEI DEINEN BESCHWERDEN HILFT?

Zeit für mich! Bauchmassagen mit einem Massageball und den Stress reduzieren sowie Fencheltee, der mein bester Freund ist, helfen mir sehr. Natürlich darf das gute alte Kirschkernkissen nicht fehlen! Probiotika und Bitterstoffe sowie Nahrungsergänzungsmitttel stehen auch auf meinem Tagesplan.

DEINE PEINLICHSTE KACKSTORY:

Ich besitze nicht wirklich eine, aber nach einer langen Autofahrt, welche oft mit Stress verbunden ist, z. B. letzten Urlaub, konnte man mich, während meine Familie am Strand war, auf unserem Zimmer finden, wo ich auf meinem Massageball lag und am Boden herumrollte. Die Putzkraft, welche nach ein paar Minuten hereinspaziert kam, hat sich auch ihren Teil dabei gedacht.

DIE REIZDARM-COMMUNITY IM INTERVIEW

JUTTA

WIE HEISST DU UND WIE ALT BIST DU?
Ich bin Jutta und 24 Jahre alt.

WELCHEN BERUF ÜBST DU AUS?
Ich studiere Gesundheitswissenschaften mit dem Schwerpunkt „Prävention und Gesundheitsförderung".

WELCHEN TYP REIZDARM HAST DU?
　Durchfall
X Verstopfung (hauptsächlich)
　Beides.

WIE HÄUFIG DIE WOCHE HAST DU DURCHSCHNITTLICH STUHLGANG?
Im Durchschnitt einmal die Woche

WIE LANGE LEBST DU BEREITS MIT EINEM REIZDARM?
Seit circa 2013

FÜHLST DU DICH MIT DER DIAGNOSE ALLEINGELASSEN?
X Ja　　　Nein

LEIDEST DU UNTER PSYCHISCHEN AUSWIRKUNGEN, AUFGRUND DEINES REIZDARMS (Z. B. UNTER DEPRESSIONEN ODER ÄNGSTEN)? WENN JA, WIE ÄUSSERN SICH DIESE?
Ja, durch meine Beschwerden entwickelte ich über die Jahre eine Angststörung. In gewissen Situationen oder an bestimmten Orten hatte ich starke Beschwerden, wodurch sich Ängste etablierten, dass das wieder passieren könnte. Viele Dinge wurden für mich dadurch zur Herausforderung. Ich habe

beispielsweise Angst vor Restaurantbesuchen, langen Autofahrten, Urlauben und vielem Weiteren. Dinge, die mir früher Freude bereiteten, machen mir heute Angst. Aber ich kämpfe dafür, die Ängste zu besiegen.

BEWERTE DEINE LEBENSQUALITÄT (1 = SCHLECHT, 10 = GUT)

1   X   10

NENNE EINE ALLTAGSSITUATION, IN DER DICH DER REIZDARM AM MEISTEN EINSCHRÄNKT.

z. B. im Studium: Ich habe viel verpasst. Zum einen die soziale Teilhabe (bspw. Essen gehen mit Kommilitonen) und zum anderen auch Vorlesungen, in denen ich oft nicht anwesend war. Blockseminare stressten mich bereits Tage zuvor. Aber am Schlimmsten waren Präsenzklausuren und der Druck, dass der Körper für diesen Zeitraum funktionieren muss.

KANNST DU OFFEN ÜBER DEINE BESCHWERDEN SPRECHEN?

X   Ja, im Freundeskreis

X   Ja, in der Familie (teils)

    Ja, auf der Arbeit

    Nein, kann ich nicht.

HAST DU ETWAS GEFUNDEN, DAS DIR BEI DEINEN BESCHWERDEN HILFT?

Nein, aber ein Perspektivwechsel bzgl. der Erkrankung änderte viel. Ich entschied mich mit der Zeit dazu, sie als „Werkzeug" in meinem Leben anzusehen, das mich formt und welches ich nutzen kann, um anderen Menschen zu helfen und für sie da zu sein.

DEINE PEINLICHSTE KACKSTORY:

Wegen einer starken Verstopfung nahm ich ein Laxativum, welches ich nicht gut vertrug. Ich endete mit schrecklichen Krämpfen, Durchfall und Kreislaufproblemen auf der Toilette. Irgendwann kippte ich bewusstlos von dem Klo und wachte in meinem Ausgeschiedenen wieder auf. Obwohl es mir immer noch nicht gut ging, reinigte ich voller Scham das Bad.

A

A, V. & A, P. (2022). Die wichtige Rolle des Mikrobioms im weiblichen Genitaltrakt und seine Auswirkung auf die Fertilität. Journal für Reproduktionsmedizin und Endokrinologie - Journal of Reproductive Medicine and Endocrinology, 19(2), S. 78–84, abrufbar unter: https://www.kup.at/kup/pdf/15176.pdf (abgerufen im Dezember 2022).

Allen, J. M. et al.(2018). Exercise Alters Gut Microbiota Composition and Function in Lean and Obese Humans. Medicine & Science in Sports & Exercise, 50(4), S. 747-757, https://doi.org/10.1249/MSS.0000000000001495.

Axt-Gadermann, M. (2022). Mikrobiomanalyse: Verstehen und richtig interpretieren (1. Auflage). Südwest.

B

Browning, K. N., Verheijden, S. & Boeckxstaens, G. E. (2017). The Vagus Nerve in Appetite Regulation, Mood, and Intestinal Inflammation. Gastroenterology, 152(4), S. 730-744, https://doi.org/10.1053/j.gastro.2016.10.046.

Bures, J. (2010). Small intestinal bacterial overgrowth syndrome. World Journal of Gastroenterology, 16(24), S. 2978, https://doi.org/10.3748/wjg.v16.i24.2978.

C

Cenit, M. C., Sanz, Y. & Codoñer-Franch, P. (2017). Influence of gut microbiota on neuropsychiatric disorders. World Journal of Gastroenterology, 23(30), S. 5486, https://doi.org/10.3748/wjg.v23.i30.5486.

Cryan, J. F. et al. (2019). The Microbiota-Gut-Brain Axis. Physiological Reviews, 99(4), S. 1877–2013, https://doi.org/10.1152/physrev.00018.2018.

D

Dobos, G. et al. (2019). Mind-Body-Medizin: Integrative Konzepte zur Ressourcenstärkung und Lebensstilveränderung, Elsevier., 2. Auflage (S. 130–148).

Deutsche Gesellschaft für Ernährung. Ernährung und Mikrobiom – Spannende Einblicke in die Forschung. https://www.dge.de/presse/pm/ernaehrung-und-mikrobiom-spannende-einblicke-in-die-forschung/ (abgerufen im September 2022).

Universimed Cross Media Content GmbH. Ernährungspsychiatrie, Mikrobiota-Darm-Gehirn-Achse und Psychobiotika. https://www.universimed.com/ch/article/psychiatrie/ern%C3%A4hrungspsychiatrie-mikrobiota-darm-gehirn-achse-psychobiotika-183184 (abgerufen im November 2022).

G

Geo Magazin online, G+J Medien GmbH. Neurologie: Wie der Bauch den Kopf bestimmt (2000). https://www.geo.de/wissen/forschung-und-technik/neurologie-wie-der-bauch-den-kopf-bestimmt-30196870.html (abgerufen im Oktober 2022).

Guagnozzi, D., Arias, Á. & Lucendo, A. J. (2016). Systematic review with meta-analysis: Diagnostic overlap of microscopic colitis and functional bowel disorders. Alimentary Pharmacology & Therapeutics, 43(8), S. 851–862, https://doi.org/10.1111/apt.13573.

Gutierrez Lopez, D. E., Lashinger, L. M., Weinstock, G. M. & Bray, M. S. (2021). Circadian rhythms and the gut microbiome synchronize the host's metabolic response to diet. Cell Metabolism, 33(5), S. 873–887, https://doi.org/10.1016/j.cmet.2021.03.015.

H

Hasler, G. (2020). Die Darm-Hirn-Connection: Revolutionäres Wissen für unsere psychische und körperliche Gesundheit (3. Auflage 2022). Klett-Cotta (S. 30–48, 243–249, 273–285).

Pharmazeutische Zeitung online. Depression: Entzündungen als möglicher Auslöser. https://www.pharmazeutische-zeitung.de/ausgabe-01022018/entzuendungen-als-moeglicher-ausloeser/ (abgerufen im November 2022).

I

Iorio, N., Makipour, K., Palit, A. & Friedenberg, F. K. (2014). Post-traumatic Stress Disorder Is Associated With Irritable Bowel Syndrome in African Americans. Journal of Neurogastroenterology and Motility, 20(4), S. 523–530, https://doi.org/10.5056/jnm14040.

K

Khanna, R., MacDonald, J. K., & Levesque, B. G. (2014). Peppermint Oil for the Treatment of Irritable Bowel Syndrome: A Systematic Review and Meta-analysis. Journal of Clinical Gastroenterology, 48(6), S. 505–512, https://doi.org/10.1097/MCG.0b013e3182a88357.

Koch, U., Mehnert, A. & Härter, M. (2011). Chronische körperliche Erkrankungen und psychische Komorbidität. Bundesgesundheitsblatt – Gesundheitsforschung – Gesundheitsschutz, 54(1), S. 1–3, https://doi.org/10.1007/s00103-010-1196-7.

Konturek, K. M. (2020). Einfluss von Stressexposition auf die Darmschädigung und die kompositionellen Veränderungen des Darmmikrobioms im experimentellen Trinitrobenzolsulfonsäure-Colitis-Modell, abrufbar unter: https://d-nb.info/1221370286/34 (abgerufen im Dezember 2022).

L

Layer, P. et al. (2021). Update S3-Leitlinie Reizdarmsyndrom: Definition, Pathophysiologie, Diagnostik und Therapie. Gemeinsame Leitlinie der Deutschen Gesellschaft für Gastroenterologie, Verdauungs- und Stoffwechselkrankheiten (DGVS) und der Deutschen Gesellschaft für Neurogastroenterologie und Motilität (DGNM). Zeitschrift für Gastroenterologie, 59(12), S. 1323–1415, https://doi.org/10.1055/a-1591-4794.

M

Mailing, L. J., Allen, J. M., Buford, T. W., Fields, C. J. & Woods, J. A. (2019). Exercise and the Gut Microbiome: A Review of the Evidence, Potential Mechanisms, and Implications for Human Health. Exercise and Sport Sciences Reviews, 47(2), S. 75–85, https://doi.org/10.1249/JES.0000000000000183.

Maté, G. (2021). Wenn der Körper nein sagt: Wie verborgener Stress krank macht – und was Sie dagegen tun können (4. Auflage). Unimedica. (S. 148–162).

Mayer, E. A., Tillisch, K. & Gupta, A. (2015). Gut/brain axis and the microbiota. Journal of Clinical Investigation, 125(3), S. 926–938, https://doi.org/10.1172/JCI76304.

Moser, G. & Peter, J. (2017). Hirn-Bauch-Achse und bauch-gerichtete Hypnose – Erfolg einer integrierten psychosomatischen Behandlung in der Gastroenterologie. Zeitschrift für Psychosomatische Medizin und Psychotherapie, 63(1), S. 5–19, https://doi.org/10.13109/zptm.2017.63.1.5.

Müller, N. (1997). Die Rolle des Zytokinnetzwerks im ZNS und psychische Störungen. Der Nervenarzt, 68(1), S. 11–20, https://doi.org/10.1007/s001150050092.

P

Peters, S. L. et al. (2016). Randomised clinical trial: The efficacy of gut-directed hypnotherapy is similar to that of the low FODMAP diet for the treatment of irritable bowel syndrome. Alimentary Pharmacology & Therapeutics, 44(5), S. 447–459, https://doi.org/10.1111/apt.13706.

R

Redondo-Useros, N. et al. (2020). Microbiota and Lifestyle: A Special Focus on Diet. Nutrients, 12(6), S. 1776, https://doi.org/10.3390/nu12061776.

Focus Arztsuche online. Reizdarm-Behandlung mit Hypnose (2020). https://focus-arztsuche.de/magazin/gesundheitstipps/reizdarm-behandlung-mit-hypnose (abgerufen im Dezember 2022).

Ratgeber Reizdarmsyndrom online.
Die 4. Säule der Reizdarmsyndrom
Behandlung: Psychotherapie (2014).
https://reizdarmsyndrom.net/5-sae-
ulen-therapie/reizdarmsyndrom-be-
handlung-psychotherapie (abgerufen
im Dezember 2022).

Rossi, M. (2021). Eat Yourself Healthy:
Rezepte, Übungen, Lifestyle – Alles für
ein darmfreundliches Leben. Südwest
(S. 141–148).

S

*Schmidt, A., Schaub, A.-C., Schnei-
der, E. & Roth, J. (2021).* Darm und
Depression. Psychiatrie & Neurologie,
abrufbar unter: https://www.rosenfluh.
ch/psychiatrie-neurologie-2021-01/
darm-und-depression (abgerufen im
Oktober 2022).

*Scriven, M., Dinan, T., Cryan, J. & Wall,
M. (2018).* Neuropsychiatric Disorders:
Influence of Gut Microbe to Brain
Signalling. Diseases, 6(3), S. 78, https://
doi.org/10.3390/diseases6030078.

Singh, P. et al. (2020). The potential
role of vitamin D supplementation as
a gut microbiota modifier in healthy
individuals. Scientific Reports, 10(1),
Art. 1, https://doi.org/10.1038/s41598-
020-77806-4.

Storr, M. & Storr, C. (2019). Das
Reizdarm-Programm (1. Auflage).
Gräfe und Unzer (S. 12–30).

Sudo, N. et al. (2004). Postnatal
microbial colonization programs the
hypothalamic-pituitary-adrenal system
for stress response in mice: Commen-
sal microbiota and stress response.
The Journal of Physiology, 558(1),
S. 263–275, https://doi.org/10.1113/jphys-
iol.2004.063388.

T

Thieme via medici online. Sympathikus
und Parasympathikus. https://viamedi-
ci.thieme.de/lernmodul/768393/530111/
sympathikus+und+parasympathikus
(abgerufen im Oktober 2022).

*Evangelisches Krankenhaus Hat-
tingen online: Tromm, A. (2017).*
Mikroskopische Kolitis. https://www.
klinik-gastroenterologie.de/mikro-
skopische-kolitis/informationsbro-
schuere-mikroskopische-kolitis.pdf
(abgerufen im September 2022).

W

Wu, P.-N. et al. (2022). Global
trends in research on irritable
bowel syndrome and the brain-gut
axis: Bibliometrics and visualization
analysis. Frontiers in Pharmacology,
13, S. 956204, https://doi.org/10.3389/
fphar.2022.95620.

LITERATURVERZEICHNIS

IMPRESSUM

SCHEISS-ANGST

Schonungslos ehrlich über Reizdarm,
Panikattacken und Klo-Sessions

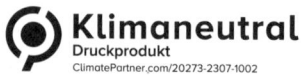

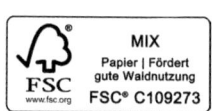

3. Auflage

© 2023 Community Editions GmbH
Weyerstraße 88-90
50676 Köln

Texte: © Karina Spiess und Ekaterina Spiess
Fotos: Cover-Sticker & Autorinnenfoto Karina Spiess auf Klappe © Karina Spiess,
Autorinnenfoto Ekaterina Spiess auf Klappe © Lina Wagner, Foto S. 129 © Paula Nantje Kiel
Projektleitung & Redaktion: Jana Bärenwaldt
Lektorat: Britta Fietzke und Miriam Funk
Layout, Design, Satz & Illustrationen: Marietheres Schoppmann –
www.marietheres-viehler.de
Gesetzt aus der Freights Sans Pro von Joshua Darden und
der Vollkorn von Friedrich Althausen.

Gesamtherstellung: Community Editions GmbH
ISBN 978-3-96096-944-0
Printed in Poland

www.community-editions.de